COORDENAÇÃO DE HELOÍSA CESTARI

# Meditação

## MINDFULNESS E OUTRAS PRÁTICAS



1ª EDIÇÃO • BRASIL • 2017

EDITORA escala

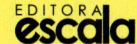

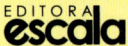

Meditação – Mindfulness e outras práticas
Copyright Editora Escala Ltda. 2017

ISBN 978-85-389-0238-6

| | |
|---:|:---|
| **Direção Editorial** | Ethel Santaella |
| **Supervisão Editorial** | Renata Armas |
| **Textos** | Ana Sniesko, Caroline Randmer, Carol Nogueira, Eduardo Valle, Fabiana Fontainha, Fernana Emmerick, Fernanda Lima, Kelly Miyazzato, Marcela Carlini, Rita Santander e Tabata Pitol |

livrosescala@escala.com.br

REALIZAÇÃO

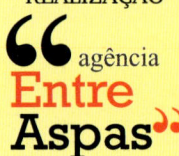

AGÊNCIA ENTRE ASPAS
www.agenciaentreaspas.com.br

| | |
|---:|:---|
| **Coordenação editorial** | Heloísa Cestari |
| **Textos** | Beatriz Vaccari, Bianca Bellucci, Heloísa Cestari e Marcella Blass |
| **Projeto gráfico e edição de arte** | Alexandre Nani |
| **Imagens** | Agência Brasil, Escala Imagens, Shutterstock e TV Globo |

---

**Dados Internacionais de Catalogação na Publicação (CIP)**
**(Câmara Brasileira do Livro, SP, Brasil)**

```
   Meditação : Mindfulness e outras práticas /
coordenação Heloísa Cestari. -- 1. ed. --
São Paulo : Editora Escala, 2017.

   Vários colaboradores.
   ISBN: 978-85-389-0238-6

   1. Atenção plena 2. Disciplina mental 3. Medicina
alternativa 4. Meditação - Métodos 5. Meditação -
Uso terapêutico 6. Mindfulness - Terapia cognitiva
I. Cestari, Heloísa.

17-07536                                    CDD-615.8528
```

Índices para catálogo sistemático:

    1. Mindfulness : Meditação : Terapia alternativa
       615.8528

---

Todos os direitos reservados. Nenhuma parte deste livro pode ser reproduzida por quaisquer meios existentes sem autorização por escrito dos editores e detentores dos direitos.
Av. Profª. Ida Kolb, 551, Jardim das Laranjeiras, São Paulo, CEP 02518-000
Tel.: +55 11 3855-2100 / Fax: +55 11 3857-9643
**Venda de livros no atacado:** tel.: +55 11 4446-7000 / +55 11 4446-7132
vendas@escala.com.br * www.escala.com.br
**Impressão e acabamento:** Gráfica Oceano

# A arte de viver o presente

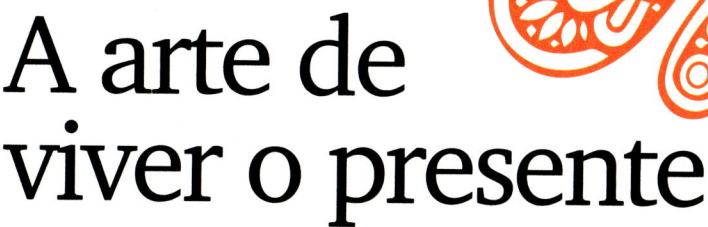

**F**oi-se o tempo em que meditar se resumia a sentar em posição de lótus e esvaziar a mente, como fazem os mestres espirituais do Oriente há mais de 3.500 anos. Esse método ainda é muito bem-vindo, claro, mas várias outras práticas meditativas têm despontado nas últimas décadas com metodologias e propósitos bastante distintos.

É o caso do *mindfulness*, traduzido em português como "atenção plena", que propõe focar o momento presente durante qualquer atividade do dia a dia. Apesar da inspiração zen-budista, essa técnica não envolve crenças religiosas e, por isso mesmo, virou a queridinha do meio científico, que já realizou mais de 4 mil pesquisas comprovando seus benefícios no tratamento de diversos problemas de saúde, além de melhorar o desempenho profissional e até a forma de as pessoas se relacionarem.

Nesta publicação, você confere seus fundamentos; as doenças que podem ser prevenidas ou tratadas por meio da meditação; a forma como o corpo reage a esses estímulos (acredite, até a espessura do córtex cerebral aumenta!); e o jeito certo de praticar a atenção plena em qualquer lugar e situação do seu cotidiano. Basta ter disciplina para manter a mente quieta, a espinha ereta e o coração tranquilo, como na canção de Walter Franco. E o que é mais importante: focar o agora. Afinal, como disse o Dalai Lama — líder do budismo tibetano e, não por acaso, Prêmio Nobel da Paz —, "só existem dois dias no ano em que você não pode fazer nada pela sua vida: o ontem e o amanhã".

Boa leitura e uma excelente meditação!

*Heloísa Cestari*
**Editora**

# ÍNDICE

## 08
### INTRODUÇÃO
4 passos para equilibrar corpo, mente e espírito de maneira simples e natural

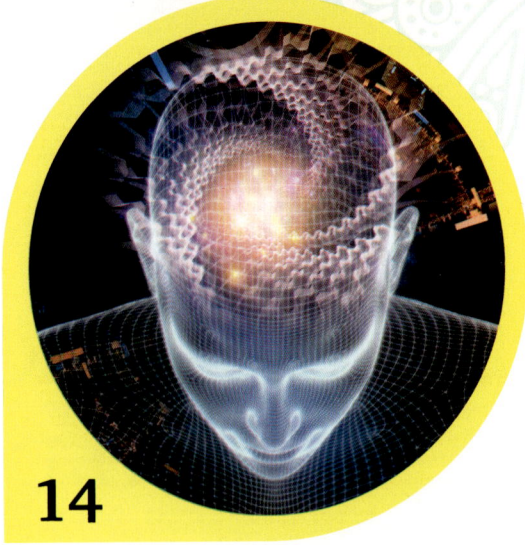

14

## 14
### CAPÍTULO 1
#### Afinal, o que é meditação?
- História .................................................. 16
- Por dentro do *mindfulness* ................. 18
- Como o corpo reage à meditação ...... 22
- 10 motivos para ficar off-line ............. 24

## 28
### TIPOS DE MEDITAÇÃO
#### Qual o melhor método para você?
Conheça outras 10 práticas meditativas e escolha a que mais se encaixa ao seu perfil

- Meditação Transcendental ................. 30
- Kundalini ............................................... 31
- Kriya Yoga ............................................ 32
- Dakshina Tantra .................................. 33
- Raja Yoga ............................................. 34
- Budismo Zazen .................................... 35
- Budismo Vipassana ............................. 36
- Budismo Kadampa .............................. 37
- Hare Krishna (Japa) ............................. 38
- Danças Circulares Sagradas .............. 39

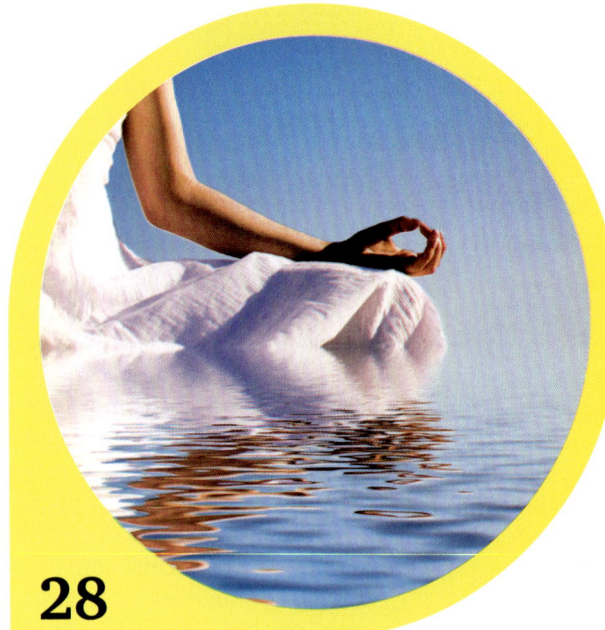

28

## 40
### CAPÍTULO 2
#### Tratamento natural contra doenças.
Os sintomas e problemas de saúde que podem ser tratados com meditação

- Dores crônicas .................................... 42
- Imunidade ............................................ 43
- Deficit de atenção ............................... 43
- Crianças hiperativas ............................ 43
- Hipertensão arterial ............................ 44
- Diabetes ............................................... 44
- Estresse ................................................ 46
- Obesidade ............................................ 46
- Ansiedade ............................................ 47
- Insônia .................................................. 48
- Depressão ............................................ 48
- Falta de memória ................................ 49
- Infertilidade ......................................... 50
- Doenças cardíacas .............................. 50
- Asma, artrite e psoríase ..................... 50
- Câncer .................................................. 51

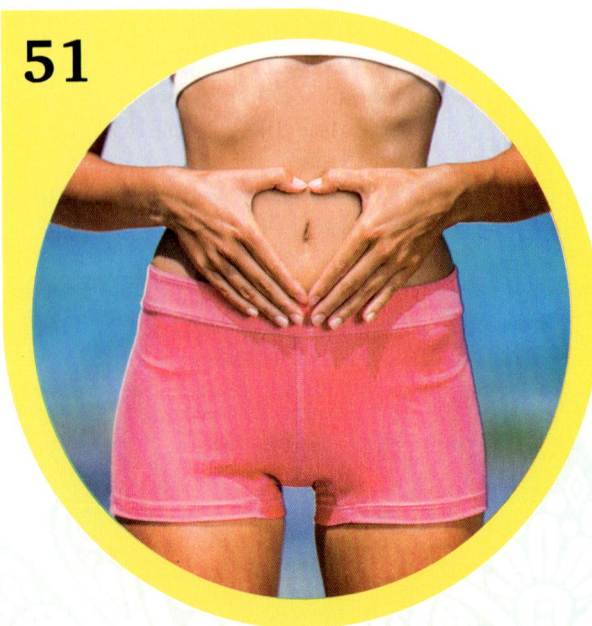

51

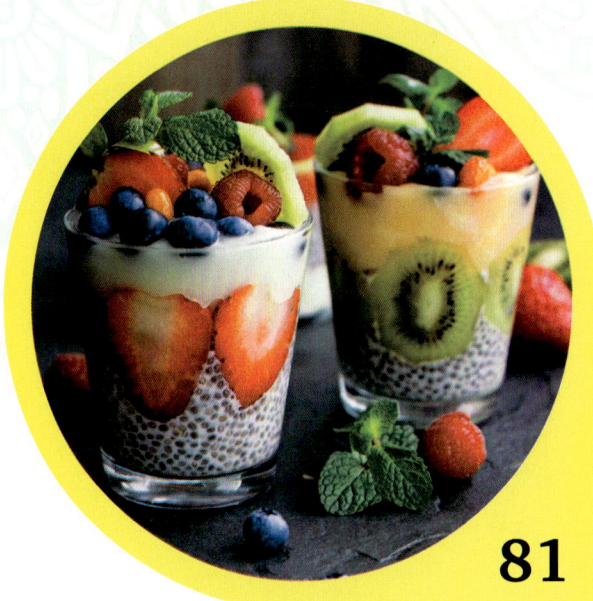

81

Síndrome do intestino irritável........................ 51
Gastrite................................................................ 51
Fibromialgia ....................................................... 51

## 52
### CAPÍTULO 3
Pratique no seu dia a dia

Respiração......................................................... 54
*Mindfulness* no cotidiano ................................ 56
A voz do silêncio .............................................. 60
*Mindful eating*: o comer consciente ............... 64

## 72
### RECEITAS
Atenção aos alimentos

Pratos com ingredientes que ajudam a relaxar, sentir-se bem e ter mais foco

Bolo integral de Banana ................................. 74
Patê de grão-de-bico ....................................... 75
*Penne* com salmão............................................ 76
Sopa de beterraba............................................ 77
Cocote de ovo com salmão defumado ............ 78
Crepe de frutas vermelhas.............................. 79
Sopa verde de espinafre com brócolis............ 80
*Overnight Oats* de frutas ................................ 81

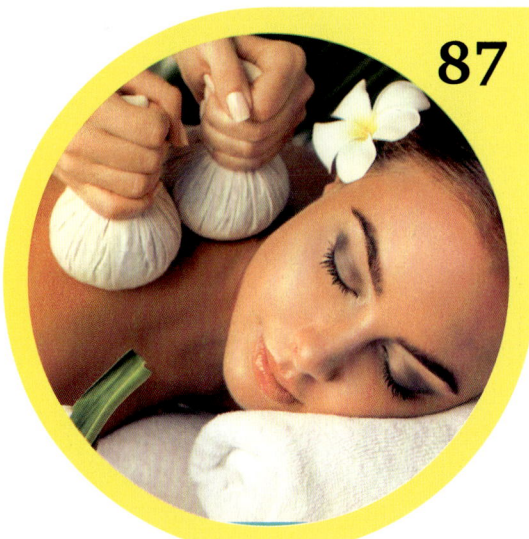

87

## 82
### CAPÍTULO 4
Conheça outras terapias

Os fundamentos e benefícios de algumas práticas integrativas disponíveis no SUS

## 90
### CAPÍTULO 5
Em caso de dúvidas, consulte aqui

Especialistas respondem as perguntas mais frequentes sobre meditação

## 96
### ÍNDICE REMISSIVO

## 97
### COLABORADORES

## 98
### VOCÊ SABIA?
5 curiosidades sobre meditação

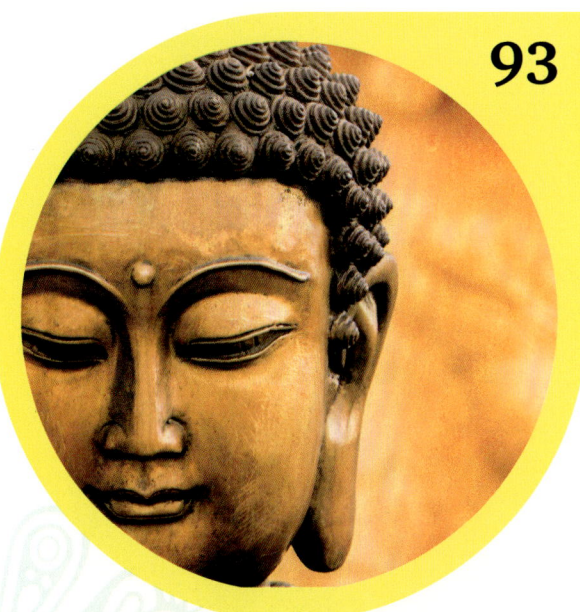

93

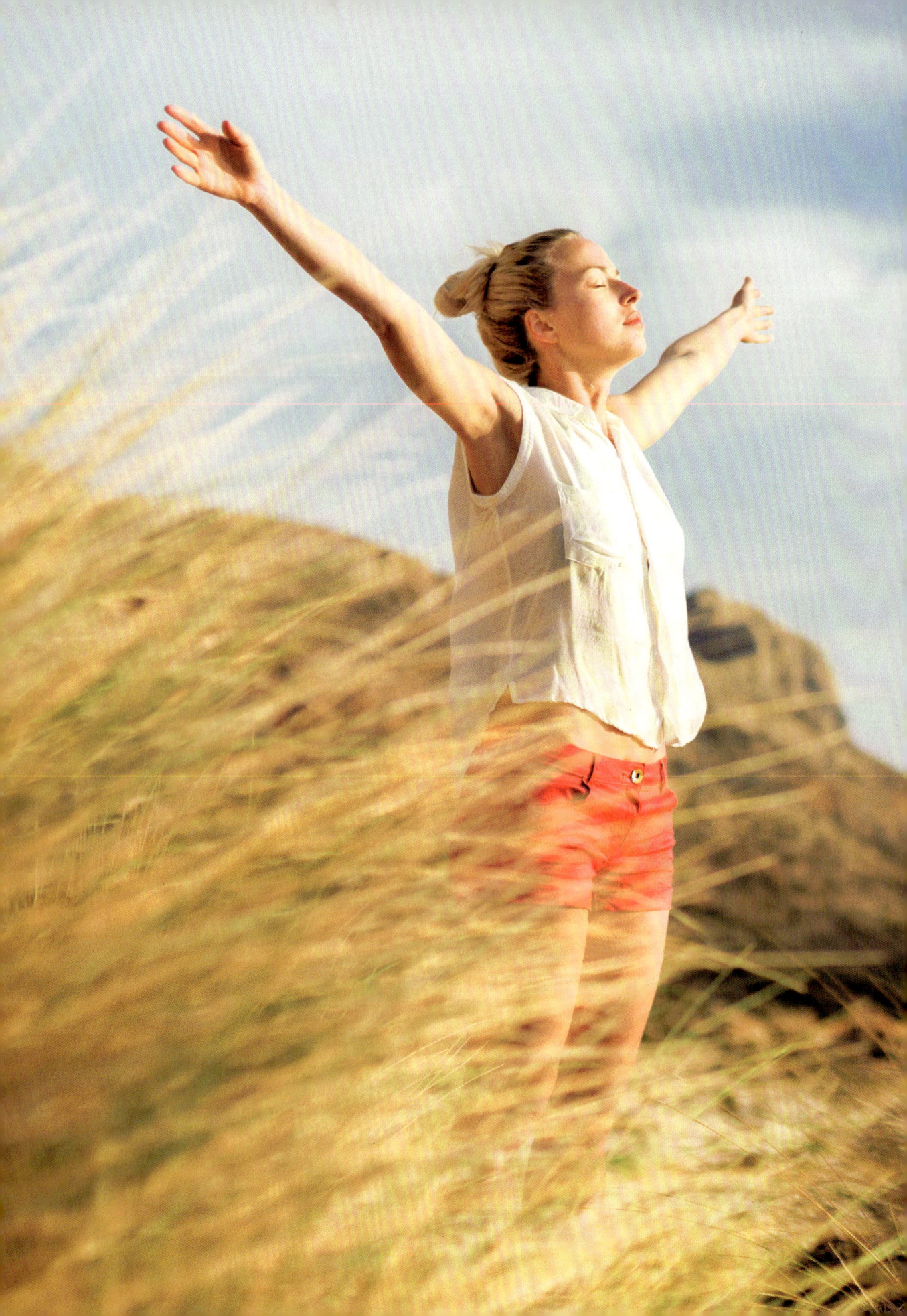

INTRODUÇÃO

# 4 PASSOS PARA UMA *saúde melhor*

Antes de começar a meditar, adote um estilo de vida que ajude a equilibrar corpo, mente e espírito de maneira natural

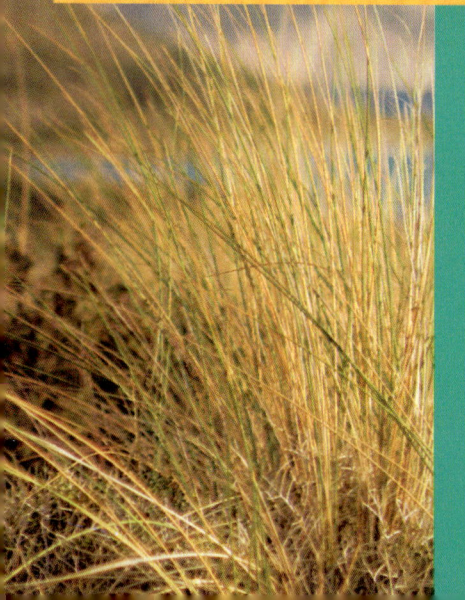

INTRODUÇÃO
4 PASSOS PARA UMA
SAÚDE MELHOR

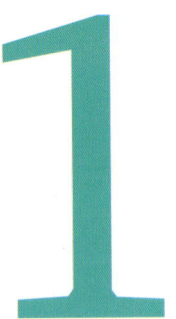

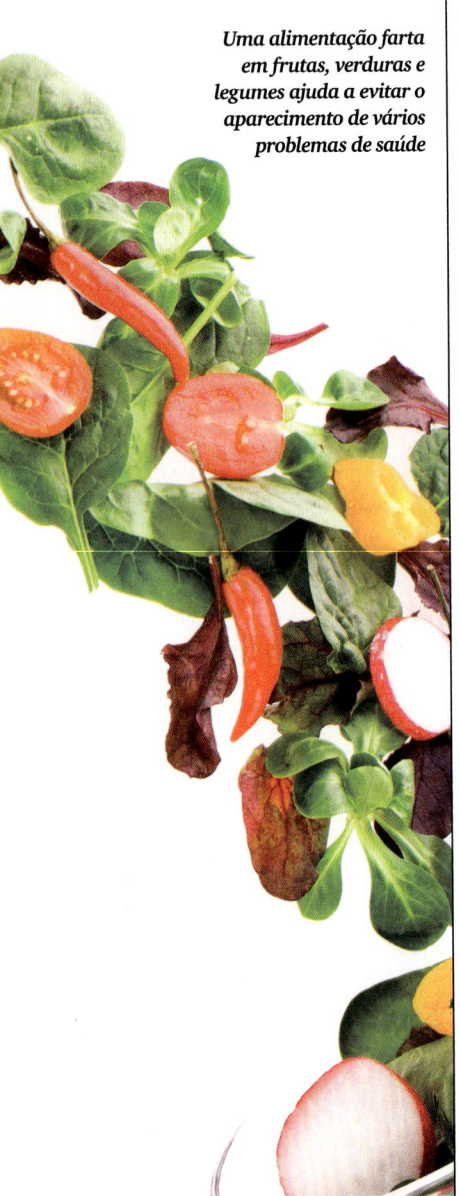

*Uma alimentação farta em frutas, verduras e legumes ajuda a evitar o aparecimento de vários problemas de saúde*

# Renove a dieta diária

Há cerca de 2.500 anos, o grego Hipócrates, considerado o pai da medicina, já dizia: "Que seu remédio seja seu alimento e que seu alimento seja seu remédio". Depois disso, outros estudiosos perceberam que algumas populações, — cada uma com um tipo diferente de alimentação — tinham menor incidência de certas doenças. Mas só nas últimas décadas conseguiu-se comprovar cientificamente que as funções da comida vão, de fato, muito além de matar a fome, e que cada ingrediente tem seus efeitos sobre a saúde.

Daí a importância de fazer refeições variadas, que ofereçam ao organismo todos os componentes essenciais para o seu bom funcionamento (carboidratos, vitaminas, minerais, proteínas, gorduras e açúcares). "Uma alimentação correta pode evitar o aparecimento de diversas doenças. Para isso, coma várias vezes ao dia, mastigue devagar, não exagere nos doces, evite gorduras em excesso, principalmente as de origem animal, e ingira uma quantidade adequada de líquidos e fibras", sugere André Siqueira Matheus, gastroenterologista e pesquisador da USP.

A ideia é comer de tudo, desde que com moderação. Fernanda Machado Soares, nutricionista e membro da Sociedade Brasileira de Alimentação e Nutrição (SBAN), alerta que alguns desejos podem indicar carência de determinados nutrientes no organismo. "A vontade de comer batata frita, por exemplo, pode significar uma baixa concentração de zinco e triptofano, que desencadeia um desequilíbrio de insulina e desperta o apetite por carboidratos", explica.

De modo geral, recomendam-se refeições fartas em frutas, verduras e legumes, e escassas em sal, açúcares e gorduras de origem animal. Bebidas alcoólicas e alimentos industrializados também devem ficar de fora da lista do supermercado. Seus parceiros na gangue do mal são as frituras e a farinha refinada, que deve ser trocada por alimentos integrais e ricos em fibras. "Também vale evitar itens com conservantes, corantes e agrotóxicos (por sobrecarregarem o sistema de limpeza do organismo, principalmente o fígado), além dos potencialmente alergênicos (como o leite e o glúten, que interferem no processo de digestão e equilíbrio intestinal)", lembra Mariana Duro, nutricionista funcional. Por fim, valorize o momento de cada refeição (*leia mais nas páginas 64 a 71*). "Evite se alimentar enquanto exerce outra atividade, como na frente da televisão ou do computador. Essa atitude é essencial para quem quer ter saúde e não sofrer problemas gástricos", completa o gastroenterologista e professor da Universidade de Campinas (Unicamp) José Carlos Pareja.

# Tenha uma boa noite de sono

**P**ouca gente faz a associação, mas, além do cansaço, do raciocínio lento, da sonolência e dificuldade de manter o foco durante o dia, não dormir bem provoca danos sérios à saúde. "Uma pessoa que não dorme direito compromete o seu sistema imunológico e tem tendência a desenvolver obesidade, doenças cardiovasculares e gastrointestinais, além da perda crônica da memória", afirma a terapeuta ocupacional Cristina Cury.

A probabilidade de desenvolver diabetes também aumenta. Isso porque a falta de sono inibe a produção de insulina (hormônio que retira o açúcar do sangue) pelo pâncreas e eleva a quantidade de cortisol, o hormônio do estresse, que tem efeitos contrários aos da insulina. "Num estudo, homens que dormiram apenas quatro horas por noite durante uma semana passaram a apresentar intolerância à glicose (estado pré-diabético)", conta a especialista.

De quebra, ter boas noites de sono ajuda a emagrecer. Uma pesquisa feita na Universidade de Chicago (EUA) comprovou que adultos que dormem bem possuem 20% menos gordura abdominal. "Quando temos uma noite ruim, nossos níveis de cortisol (hormônio que também ajuda a estocar gordura) aumentam, deixando a barriga enorme. Dormindo certo, perde-se até 7 kg em um mês", atesta o médico americano Michael Breus no livro *The Sleeper Doctor's Diet Plan* (na tradução, 'O Plano de Dieta do Médico do Sono').

Apesar de tantos estudos comprovando a importância de dormir bem, 43% dos brasileiros não têm uma noite restauradora e apresentam sinais de cansaço no decorrer no dia, segundo dados da Sociedade Brasileira do Sono. E não adianta apelar para remédios por conta própria. O ideal é procurar um médico para descobrir o que tem causado insônia. Há exames que monitoram a noite de quem sofre para dormir, registrando a atividade elétrica cerebral e dos músculos, o movimento dos olhos, a frequência cardíaca, o fluxo e esforço respiratórios, oxigenação do sangue, ronco e posição corpórea.

Identificados os problemas, práticas integrativas podem — e devem — complementar o tratamento, pois garantem resultados expressivos sem gerar dependência ou oferecer riscos à saúde. Meditação, acupuntura, florais e aromaterapia, por exemplo, são ótimos aliados do bom sono porque atuam na frequência cerebral e no nível energético, relaxando mente e corpo simultaneamente.

Outras medidas simples, que podem ser adotadas no cotidiano, também melhoram a qualidade do sono, como evitar o consumo de cafeína e álcool horas antes de dormir, deixar o telefone longe da cama e fazer atividades físicas ao longo do dia.

## 2

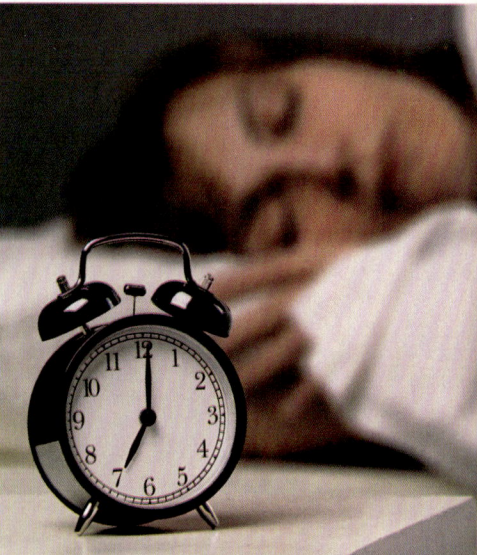

## QUANTAS HORAS POR NOITE?

*Um estudo publicado neste ano pela National Sleep Foundation, fundação que se dedica à avaliação da literatura científica sobre o sono, atualizou as horas que cada indivíduo deve dormir de acordo com a sua idade. Confira:*

- **Bebês de até 3 meses:** 14 a 17 horas
- **Bebês de 4 a 11 meses:** 12 a 15 horas
- **Crianças de 1 a 2 anos:** 11 a 14 horas
- **Crianças de 3 a 5 anos:** 10 a 13 horas
- **Crianças de 6 a 13 anos:** 9 a 11 horas
- **Jovens de 14 a 17 anos:** 8 a 10 horas
- **Adultos de 18 a 64 anos:** 7 a 9 horas
- **Idosos acima de 65 anos:** 7 a 8 horas

INTRODUÇÃO
4 PASSOS PARA UMA SAÚDE MELHOR

# 3 Exercite-se regularmente

A prática de atividades físicas — mesmo que sejam apenas aqueles 10 minutinhos diários — ajuda a manter a saúde, pois libera substâncias no organismo (como a endorfina e a adrenalina) que promovem a sensação de bem-estar. Isso torna o dia mais prazeroso e aumenta a disposição para o trabalho.

Um dos principais benefícios de quem se exercita com frequência é quebrar a inércia corporal e permitir que a mente se desligue por alguns momentos das preocupações, o que contribui para atenuar o cansaço físico e o estresse do dia a dia. Além disso, quando as causas da fadiga e do desânimo não estão ligadas a fatores físicos ou psicológicos, incorporar um pouco de movimento à rotina dá mais energia e vigor. "O indivíduo que pratica algum tipo de esporte vive mais e melhor", lembra o professor Jacob Jehuda Faintuch, da Clínica Médica do Hospital das Clínicas na Faculdade de Medicina da Universidade de São Paulo (USP).

Vários estudos comprovam a importância da prática regular de exercícios para ter bem-estar, qualidade de vida e manter o equilíbrio do organismo. De acordo com a Organização Mundial da Saúde (OMS), a atividade física é fator determinante do gasto energético e fundamental para o balanço de energia e perda de peso. Já foi demonstrado que quem adota um estilo de vida ativo reduz o risco de doenças coronarianas, acidente vascular cerebral (AVC), diabetes, hipertensão, depressão, entre outros problemas de saúde.

Para espantar de vez o sedentarismo e estabelecer uma rotina de atividades viável, no entanto, é preciso criar um cronograma que considere fatores como tempo livre disponível e lugar — não adianta, por exemplo, planejar duas horas diárias de caminhada em um parque longe de casa ou do trabalho.

Os horários também devem ser levados em consideração. Segundo Christian Barbosa, gestor de tempo e autor do livro *Equilíbrio e Resultado*, se você escolher momentos muito próximos aos do expediente, a chance de imprevistos acontecerem é grande. Por isso, nas primeiras semanas, prefira horários alternativos, como no fim da noite ou de manhã bem cedo. Assim, você não corre o risco de cancelar a caminhada ou a ida até a academia logo de cara e vai ganhando disciplina. Em tempo, lembre-se: escolher uma atividade que seja prazerosa é o primeiro passo para sair do sedentarismo e não voltar mais.

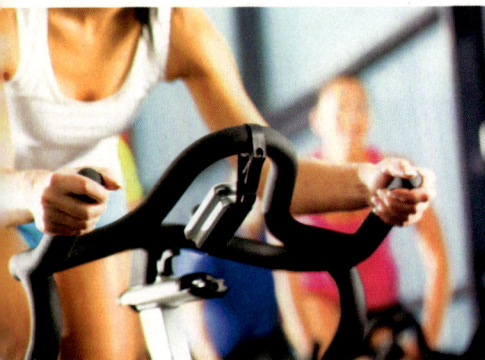

## DICAS PARA TER ENERGIA EXTRA

● **Alongue-se:** a cada hora de trabalho, você deve parar de 5 a 10 minutos para se alongar.

● **Ande com frequência:** caminhe no ambiente de trabalho ou mesmo em casa.

● **Mantenha-se disposto:** fique aberto para atividades físicas não programadas, como subir e descer lances de escada, estacionar o carro mais distante ou descer do ônibus um ponto antes.

● **Alie-se à tecnologia:** utilize um pedômetro na cintura para contar quantos passos você deu ao longo do dia e descobrir se é sedentário. Uma pessoa ativa deve caminhar cerca de 10 mil passos por dia.

# Equilibre corpo, mente e espírito

**P**ara ter uma saúde integral, devemos exercitar todos os corpos: o físico, com atividades e boa alimentação; o emocional, com análise e autoconhecimento; e o mental/vital, com meditação, ioga e práticas respiratórias. Vários pesquisadores, como o médico Deepak Chopra e o físico Amit Goswami, desenvolveram trabalhos que unem os mundos científico e espiritual para ajudar as pessoas a compreenderem outras realidades e atingirem novos níveis de saúde e bem-estar.

Embora pareça algo simples e espontâneo, a respiração, por exemplo, é fundamental para garantir o equilíbrio entre corpo, mente e espírito. Ao inspirar e expirar corretamente, reduzimos a irritabilidade, melhoramos a circulação do sangue, reforçamos o sistema imunológico e eliminamos até 80% das toxinas do organismo. A pneumologista Sandra Reis Duarte explica que a respiração profunda e lenta ainda promove a diminuição do ritmo cardíaco e da pressão arterial, relaxa os músculos e melhora a qualidade do sono e da digestão. "Os músculos que participam da respiração podem ser treinados da mesma forma que os outros músculos do corpo. Esse exercício serve para ganho de força e resistência, proporcionando boa capacidade respiratória, qualidade de vida, saúde e desempenho físico", destaca.

Outro aliado do equilíbrio integral, ainda mais simples que a respiração, é o silêncio. Estudo realizado por pesquisadores alemães concluiu que, por trás de um leve desconforto no ouvido, há dezenas de problemas que acometem a saúde. Entre as principais conclusões da pesquisa, chama atenção a comprovação de que o barulho pode estar diretamente ligado ao enfarte e à hipertensão arterial.

Para minimizar os efeitos nocivos que os ruídos causam ao sistema nervoso, a meditação é uma excelente ferramenta. "É uma técnica que estimula a concentração e reorganiza os pensamentos, proporcionando o relaxamento dos músculos e aliviando as tensões físicas e emocionais geradas pelo barulho", assegura a terapeuta psicocorporal Elaine Lilli Fong, do Instituto União (SP).

Por fim, há a medicina integrativa, que reúne esforços para proporcionar o máximo de bem-estar ao paciente. Plínio Cutait, coordenador do Núcleo de Cuidados Integrativos do Hospital Sírio-Libanês, afirma que a prática está sendo cada vez mais adotada porque a humanização na área médica é uma necessidade urgente. Para tanto, os centros de medicina integrativa trabalham com uma grande equipe multidisciplinar que inclui médicos tradicionais, psicólogos, nutricionistas, fisioterapeutas e especialistas em terapias complementares e alternativas, como ioga, reiki, acupuntura e meditação.

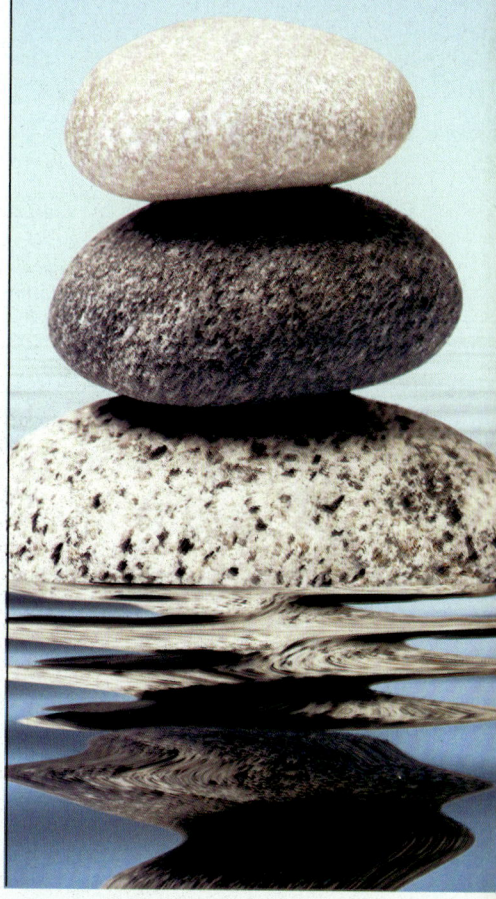

*Respirar certo, meditar em silêncio e recorrer a tratamentos complementares ajuda a equlibrar os corpos físico, emocional e mental*

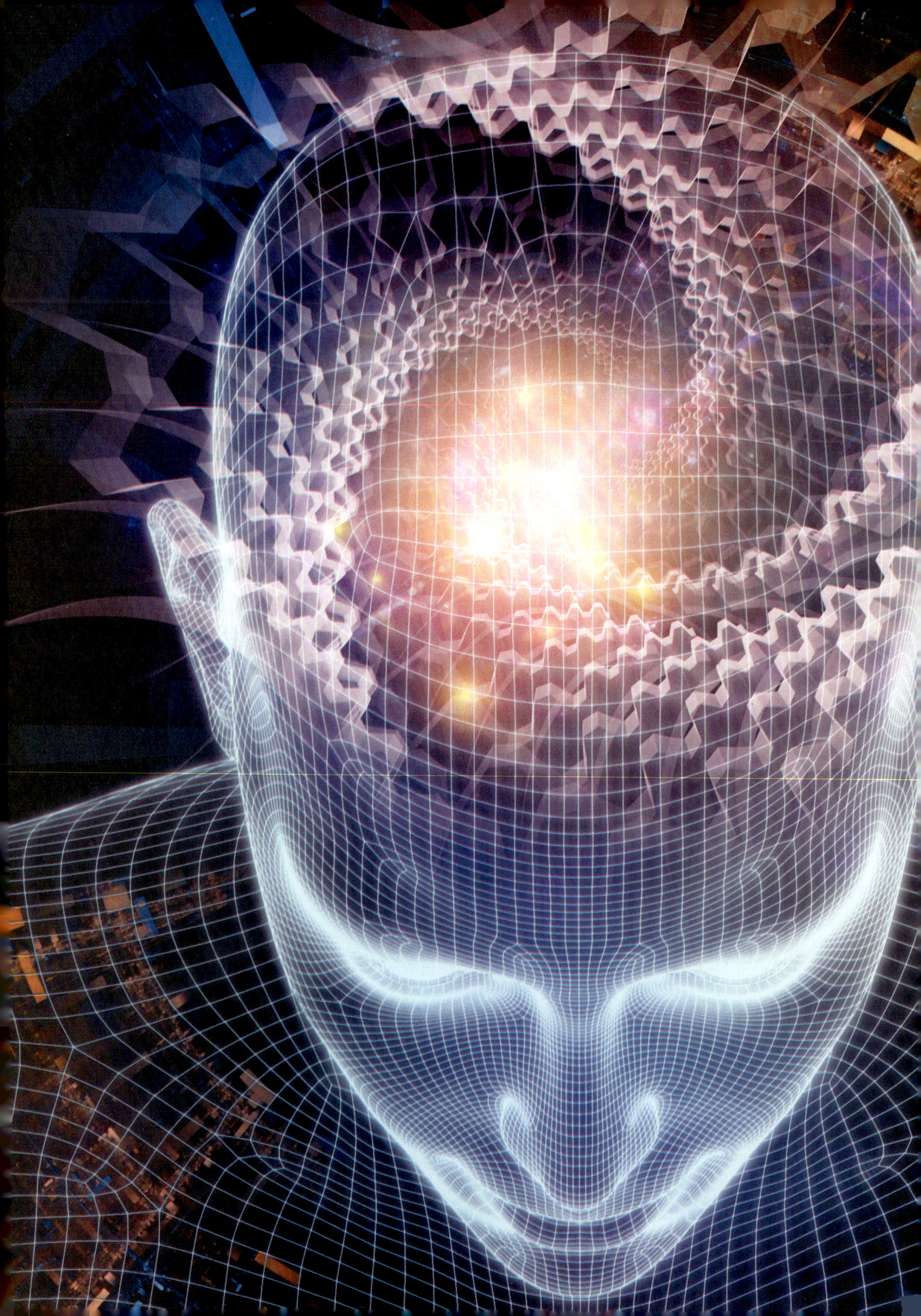

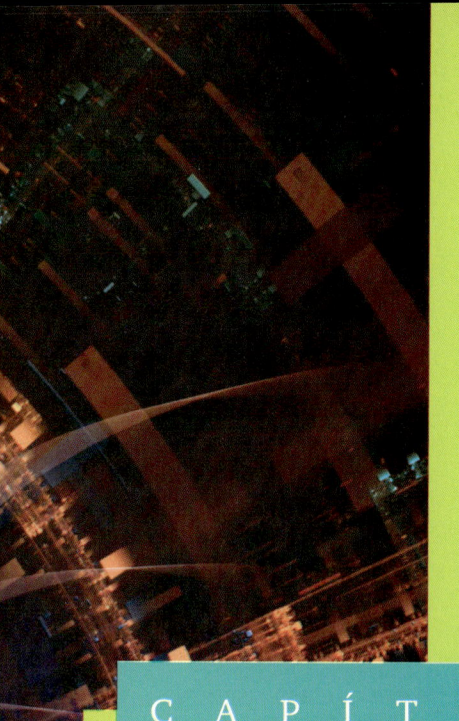

CAPÍTULO 1

# AFINAL, O QUE É *meditação?*

Conceito é praticado de várias maneiras há mais de 3 mil anos, mas seus benefícios só foram comprovados pela ciência nas últimas décadas, quando pesquisadores desenvolveram o método mindfulness

CAPÍTULO 1
AFINAL, O QUE É MEDITAÇÃO?

HISTÓRICO

# Técnica milenar

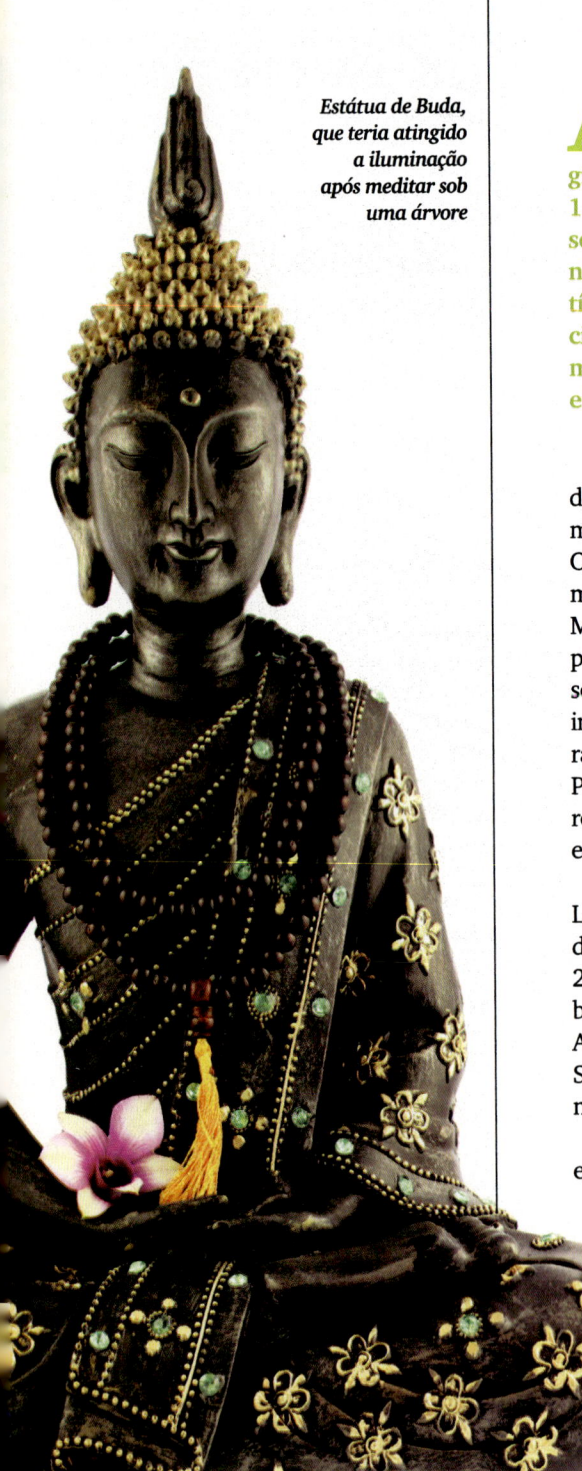

*Estátua de Buda, que teria atingido a iluminação após meditar sob uma árvore*

A palavra meditar tem origem no latim *mederi*, que significa "tratar, curar, dar atenção médica a alguém". Seu conceito, no entanto, vai muito além disso. Os primeiros registros históricos relacionados a práticas meditativas datam de 1.500 a.C., quando a meditação tinha um caráter espiritual e era sempre associada a religiões orientais. De lá para cá, várias técnicas foram desenvolvidas, mas só recentemente pesquisas científicas comprovaram aquilo que os adeptos da tradicional medicina chinesa e os mestres budistas viviam repetindo: fazer a mente sair do piloto automático por alguns minutos ao dia tem efeitos reais e mensuráveis no corpo.

Foi assim que, no século XX, surgiu a meditação *mindfulness* (traduzida como "atenção plena"), que consiste em focar intencionalmente o momento presente, numa atitude aberta e sem julgamentos. O método ganhou espaço na medicina a partir de 1979, quando o médico e pesquisador americano Jon Kabat-Zinn, da Universidade de Massachusetts, nos Estados Unidos, criou um programa de atenção plena inspirado em meditações budistas, mas sem o contexto religioso, a fim de que qualquer paciente com estresse pudesse praticar, independentemente da cultura ou de suas crenças. Os resultados foram tão positivos que ele fundou uma clínica dentro da universidade. Pouco tempo depois, o conceito passou a ser aplicado também na rede de saúde do Reino Unido, com respostas bastante expressivas em pessoas que sofrem de ansiedade, depressão e dores crônicas.

No Brasil, o *mindfulness* foi trazido pelo físico irlandês Stephen Little na década passada. Uma das instituições pioneiras na aplicação da técnica foi a Universidade Federal de São Paulo (Unifesp), que em 2011 criou grupos de atenção plena para auxiliar pacientes com problemas variados de saúde. A iniciativa resultou no programa Mente Aberta, realizado no Centro Brasileiro de Mindfulness e Promoção da Saúde, que desde 2015 presta assistência a pacientes do SUS encaminhados por profissionais das Unidades Básicas de Saúde (UBSs).

Apesar da inspiração claramente zen-budista, essa técnica não envolve crenças nem rituais. Provavelmente por isso, tornou-se uma ferramenta bastante utilizada e testada em estudos clínicos de diferentes países. Só para se ter ideia, uma revisão de 4 mil trabalhos sobre a prática, coordenada por pesquisadores da Universidade Case Western Reserve e publicada em 2016 no *Journal of Management*, comprova que, além de melhorar a qualidade de vida e auxiliar no tratamento das mais diversas patologias, o *mindfulness* contribui em ambientes de trabalho para a eficiência de equipes e o relacionamento entre funcionários.

Até a felicidade é estimulada pela meditação, o que

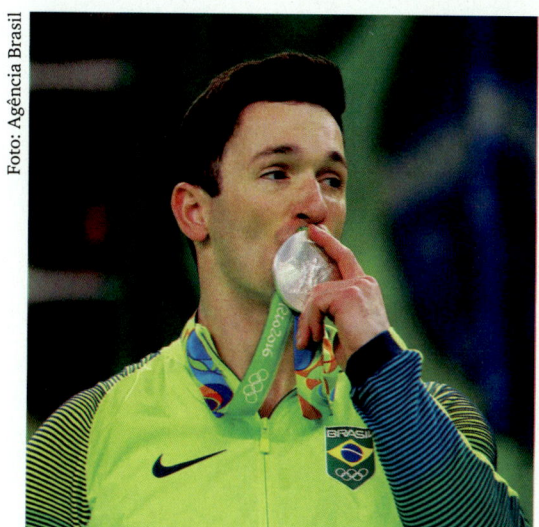
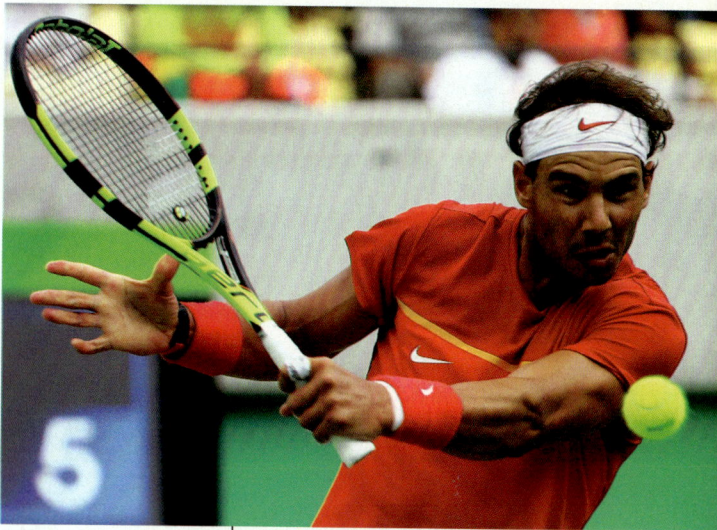

## Criada no fim do século XX, a técnica da atenção plena ajuda a tratar problemas de saúde e a ter mais eficiência no trabalho

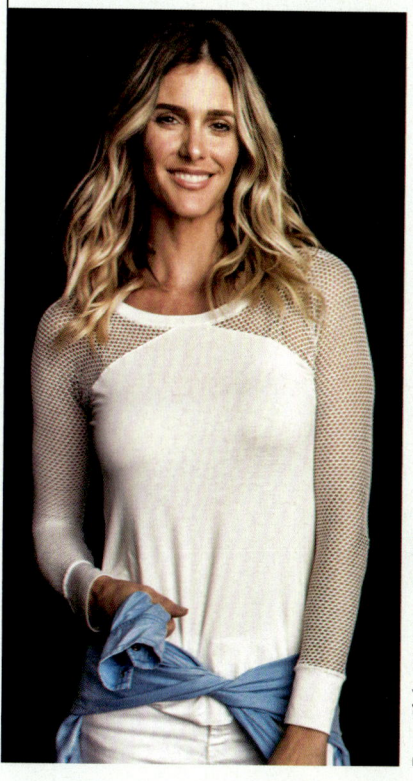

*O ginasta Diego Hypólito, o tenista espanhol Rafael Nadal e a apresentadora Fernanda Lima praticam mindfulness no dia a dia*

ajuda a explicar a súbita popularização do *mindfulness* no Ocidente. Principalmente a partir do ano 2000, quando o Dalai Lama, líder do budismo tibetano, sugeriu a um grupo de psicólogos e neurologistas que estudassem um time de craques em meditação para verificar o que ocorria em seus corpos durante o "transe". Os cientistas aceitaram o desafio e, desde então, as pesquisas não param de revelar dados surpreendentes, como as descobertas de que meditar aumenta a espessura do córtex cerebral, reforça o sistema imunológico e pode reduzir a frequência cardíaca a míseros três batimentos por minuto (a média para pessoas em repouso é de 60 b.p.m.).

Não à toa, hoje há adeptos da atenção plena no mundo todo e centenas de centros especializados no Brasil que atendem pacientes, empresários, estudantes e até grupos de policiais militares. Personalidades como o dirigente da Ford, Bill Ford, o ex-vice-presidente americano Al Gore e as apresentadoras de TV Oprah Winfrey e Fernanda Lima já aderiram ao método, assim como Angélica, que recorreu à prática para livrar-se de uma síndrome do pânico.

A obtenção de bons resultados no esporte também ajudou a popularizar o *mindfulness* entre atletas. O tenista espanhol Rafael Nadal e o astro do basquete americano LeBron James, por exemplo, praticam a atenção plena para melhorar o desempenho. O ginasta brasileiro Diego Hypólito segue o mesmo exemplo, e a própria Seleção Brasileira de Handebol lançou mão da técnica durante a preparação para os Jogos Olímpicos Rio 2016. E você, o que está esperando?

CAPÍTULO 1
AFINAL, O QUE É
MEDITAÇÃO?

FUNDAMENTOS

# POR DENTRO DO *mindfulness*

*Apesar da inspiração budista, o conceito da atenção plena se diferencia dos outros tipos de meditação por ser uma atividade laica e que pode ser praticada em qualquer circunstância do dia a dia*

Tem horas em que você acha que a vida seria bem melhor se você pudesse desligar sua cabeça do presente? Pois o caminho é justamente o oposto. É bem verdade que, em tempos de WhatsApp e agenda apertada, focar a atenção naquilo que estamos fazendo no momento nem sempre é uma tarefa fácil. Mas é este o objetivo do *mindfulness*: desenvolver um estado mental de atenção plena por meio da meditação.

A ideia é focar, de forma intencional, a experiência presente, sem julgá-la, criticá-la ou reagir a ela de maneira automática. Com isso, mesmo em circunstâncias difíceis, abre-se espaço para que possamos fazer escolhas mais conscientes e funcionais, influenciando positivamente a forma como lidamos com os desafios do dia a dia. "Os exercícios se assemelham à meditação tradicional, na qual sentamos de olhos fechados, com postura ereta, e despertamos para a experiência do corpo, das emoções, da mente e da respiração. Sempre retornando o foco para a experiência como ela é", explica Vitor Friary, psicólogo e diretor do Centro de Mindfulness e Redução de Estresse do Rio de Janeiro (RJ).

Apesar das raízes budistas, o conceito da atenção plena se difere dos outros tipos de meditação por ser uma atividade completamente laica, ou seja, sem envolvimento com questões religiosas ou místicas. Além disso, trata-se de uma técnica que pode ser exercitada em qualquer circunstância do cotidiano, despertando a consciência para as informações extraídas por meio dos cinco

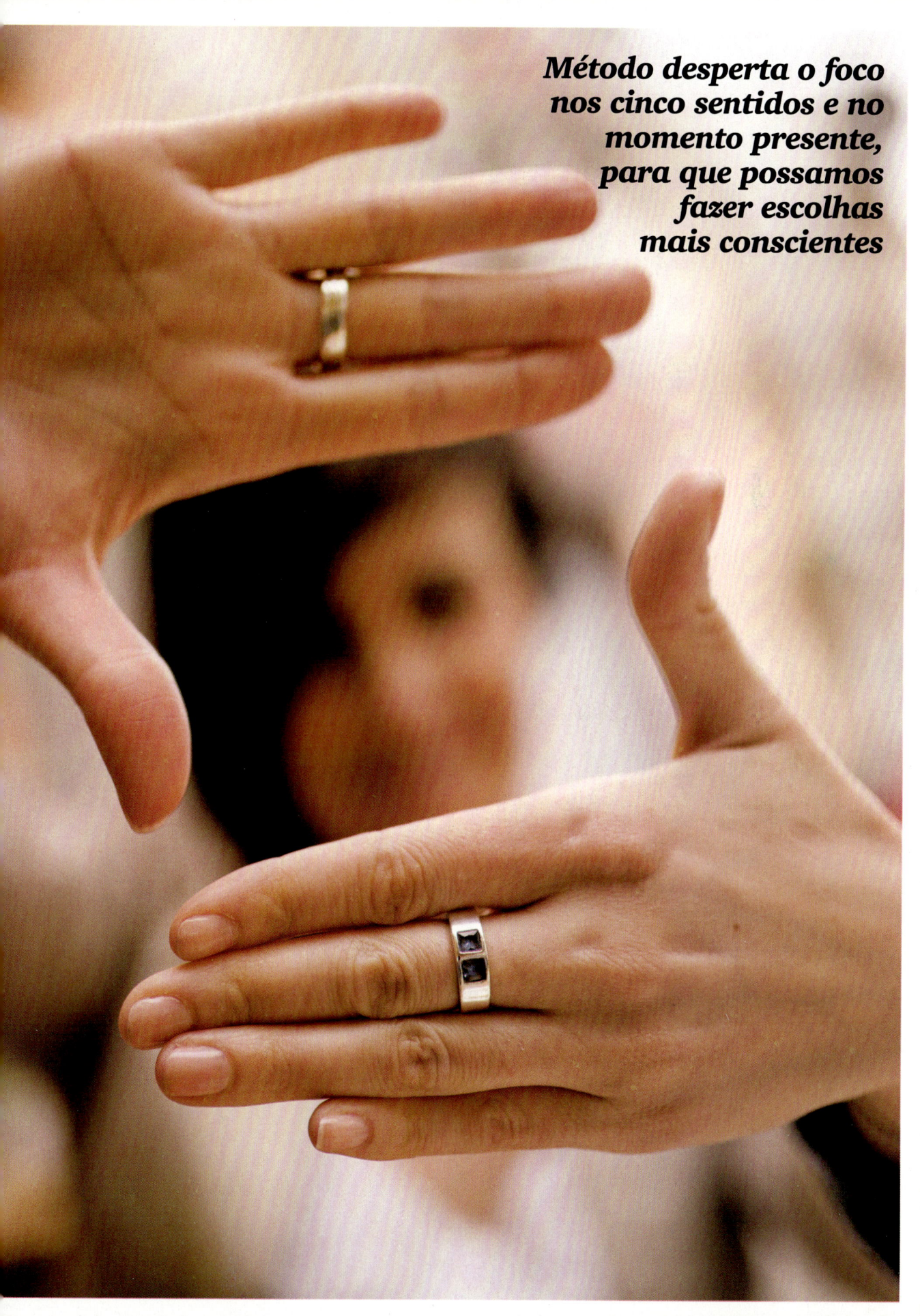

**Método desperta o foco nos cinco sentidos e no momento presente, para que possamos fazer escolhas mais conscientes**

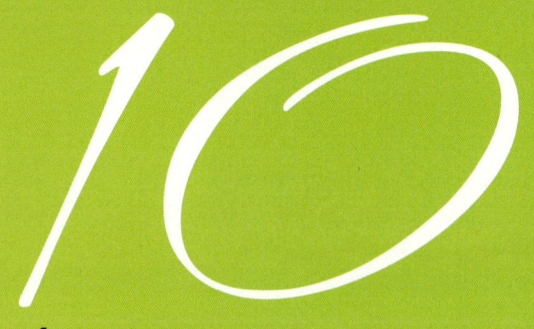

CAPÍTULO 1
**AFINAL, O QUE É MEDITAÇÃO?**
FUNDAMENTOS

# 10 BENEFÍCIOS PARA A SAÚDE

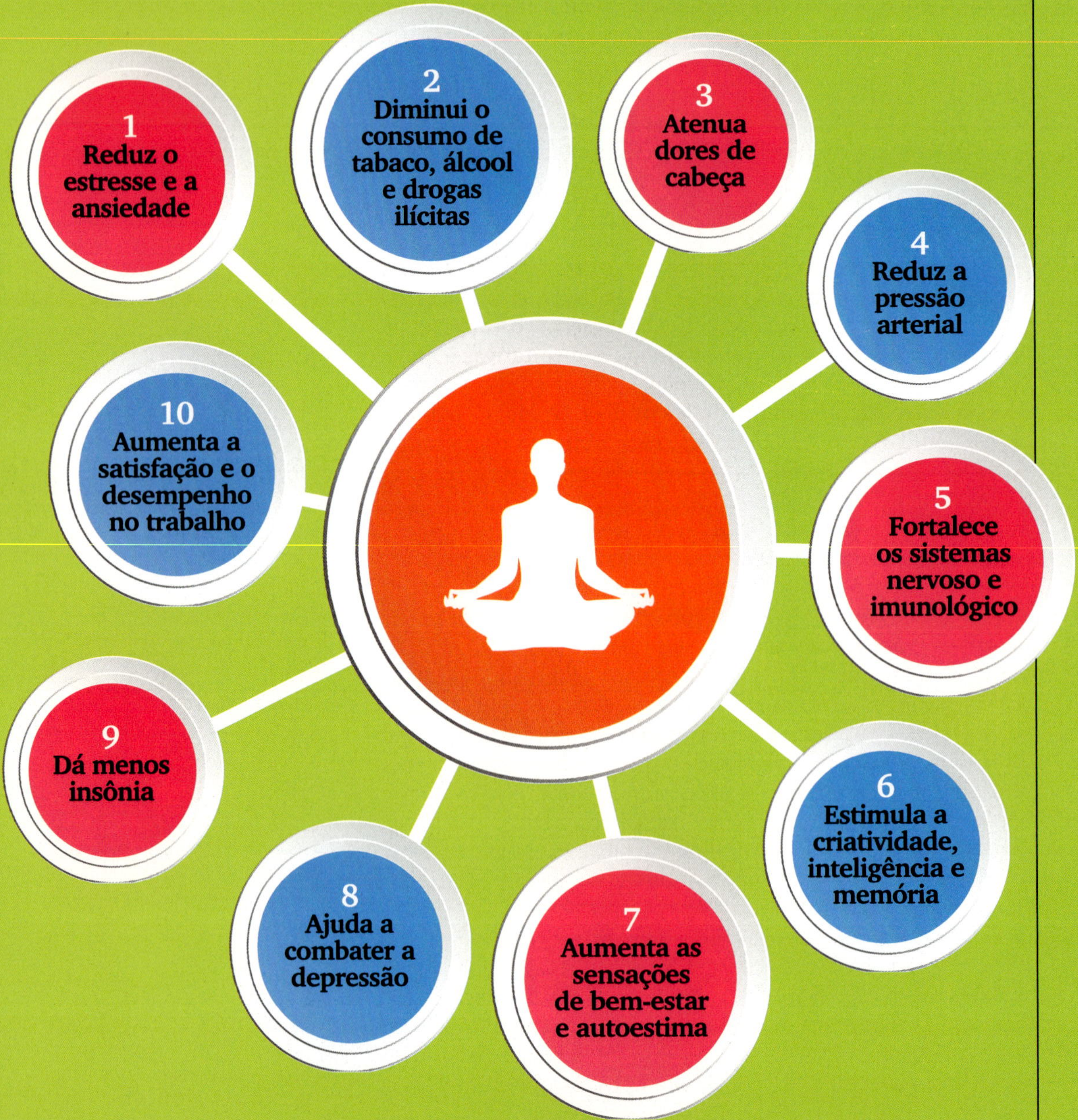

1. Reduz o estresse e a ansiedade
2. Diminui o consumo de tabaco, álcool e drogas ilícitas
3. Atenua dores de cabeça
4. Reduz a pressão arterial
5. Fortalece os sistemas nervoso e imunológico
6. Estimula a criatividade, inteligência e memória
7. Aumenta as sensações de bem-estar e autoestima
8. Ajuda a combater a depressão
9. Dá menos insônia
10. Aumenta a satisfação e o desempenho no trabalho

## Quem sofre de transtornos mentais, como a esquizofrenia, deve procurar um instrutor com formação em saúde

sentidos, e não apenas naquele momento em você resolve respirar profundamente sentado em posição de lótus. "Ao lavar louça, por exemplo, você pode praticar a atenção plena sentindo o cheiro do sabão e a água escorrendo pelas mãos. Ou estar na praia e apreciar o pôr do sol, ver as cores, cheirar os aromas. Isso é estar presente em vez de estar fazendo algo enquanto a cabeça pensa em outras coisas", pontua Friary.

Normalmente, o programa é ensinado em um curso de dois meses, com reuniões semanais de duas horas e meia. No centro de ensino e prática de intervenções baseadas em *mindfulness* Mente Aberta, vinculado à Escola Paulista de Medicina da Universidade Federal de São Paulo (EPM-Unifesp), os participantes também aprendem a fazer caminhadas meditativas e movimentos corporais com atenção plena.

Mas é importante praticar todos os dias. "A ideia é manter-se mais em contato com sua vida, numa atitude de abertura, gentileza e não-julgamento, diminuindo assim a reatividade (piloto automático), saindo de pensamentos 'ruminativos', que podem ser prejudiciais, e prendendo-se menos a eventos passados ou ao temor do futuro", descreve o psicólogo Marcelo de Oliveira, membro e professor do Centro Brasileiro de Mindfulness e Promoção da Saúde (Mente Aberta). "O que sabemos cientificamente é que, quanto mais '*mindfulness*' você for, menos ansiedade, depressão, esgotamento profissional e mais qualidade de vida você terá", completa.

Embora os programas sejam simples, e possam até ser encontrados em livros ou na internet, quem sofre de transtornos mentais deve contar com a orientação de um instrutor com formação em saúde antes de se iniciar na prática. "É preciso haver um cuidado especial em casos de crises dissociativas, como em pacientes com esquizofrenia", comenta Marcelo Demarzo, coordenador do Mente Aberta.

O centro atua com sete grupos distintos. Quatro deles são voltados a pacientes com ansiedade e depressão, compulsão alimentar, dores crônicas, hipertensão e diabetes. Outros dois destinam-se a policiais e gestores da área da saúde. E há um grupo de compaixão aos sábados para pessoas que já tenham feito o programa de *mindfulness* e queiram continuar se reunindo para praticar juntas.

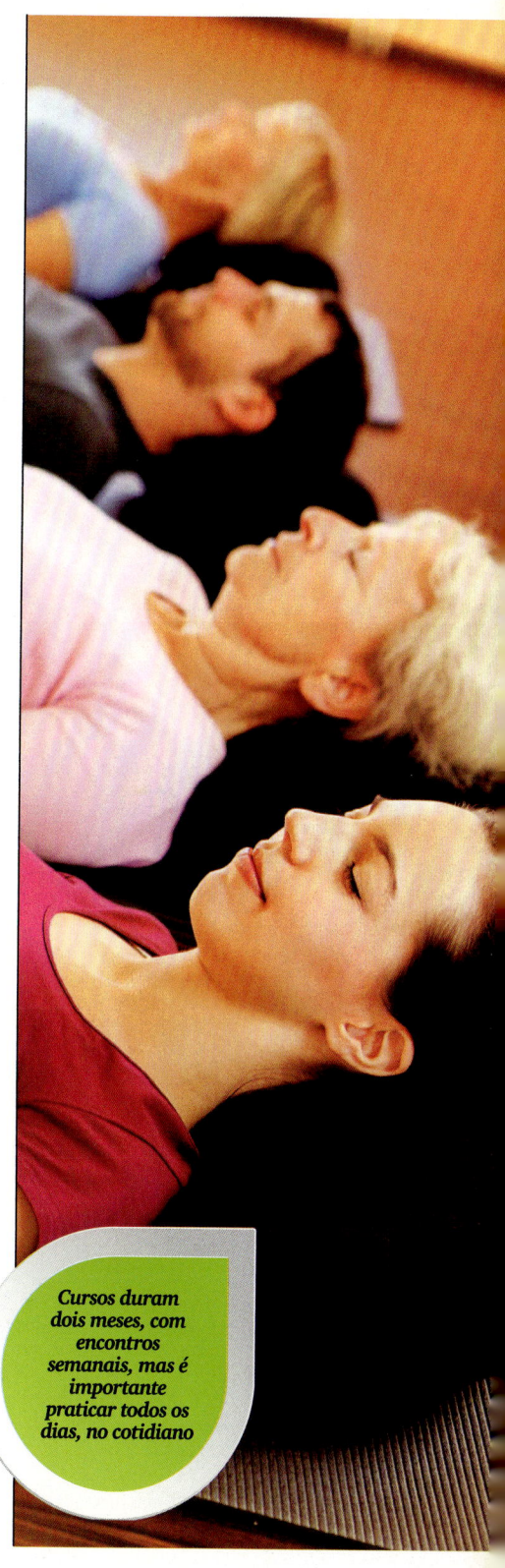

*Cursos duram dois meses, com encontros semanais, mas é importante praticar todos os dias, no cotidiano*

CAPÍTULO 1
AFINAL, O QUE É MEDITAÇÃO?

EFEITOS

# COMO O CORPO REAGE
## *à meditação*

Há diversos estudos científicos que relatam as alterações fisiológicas que ocorrem em pessoas que meditam. Confira as principais

**MENOR GASTO DE OXIGÊNIO**
Um estudo de Harvard aponta que, ao meditar, o organismo consome 17% menos oxigênio, com significativa **redução do metabolismo** e pronunciada desaceleração do funcionamento do corpo.

**MAIS DISPOSIÇÃO**
Aumento da concentração de dopamina, serotonina e noradrenalina (neurotransmissores). Isso explica a **maior sensação de prazer, motivação e energia** após a prática da Meditação Transcendental. Também há uma **redução dos hormônios do estresse**.

**NIRVANA**
Quando se alcança o clímax em práticas como meditação e oração, há uma **alteração no lobo parietal superior, localizado na parte anterior do cérebro e responsável pelo senso de orientação** – percepção do espaço, do tempo e da própria individualidade. À medida que a contemplação se torna mais profunda, a atividade na região diminui aos poucos até cessar totalmente no momento de pico, aquele em que o meditador experimenta a **sensação de unicidade com o Universo**, cerca de uma hora após o início da concentração. Nesse instante, privados de impulsos elétricos, **os neurônios do lobo parietal desligam os mecanismos das funções visuais e motoras**, o meditador perde a noção do "eu" e sente-se prazerosamente expandido, além de qualquer limite. É o que chamam de **nirvana**.

*Aumento da ocitocina, conhecida como o hormônio do amor.*

### DISPAROS DE ESTRESSE MAIS CURTOS
A meditação tem reflexos no sistema nervoso autônomo, responsável, por exemplo, pela dilatação das pupilas. Em um estudo de 1986, aplicou-se uma substância dilatadora nos olhos de meditadores logo após a prática. Constatou-se que suas pupilas voltavam ao diâmetro habitual em um tempo significativamente menor em comparação com as de indivíduos que não meditavam. "Esse estudo sugere que **as pessoas que meditam, apesar de serem perfeitamente capazes de disparar as chamadas 'reações de alarme', necessárias em situações de emergência, fazem um 'disparo de estresse' mais curto. Isso reduz as consequências nocivas do estresse**", diz o médico Roberto Cardoso autor do livro *Medicina e Meditação — Um Médico Ensina a Meditar* (MG Editores).

### AUMENTO NA ESPESSURA DO CÓRTEX
Um trabalho da neurocientista Sara Lazar, de Harvard (EUA), revelou uma **maior espessura do córtex (parte "pensante" de nosso cérebro)** entre as pessoas que meditam. O tamanho é aparentemente proporcional ao tempo de experiência com a meditação.

*Diminuição da condutância elétrica da pele (devido ao relaxamento).*

### ALTERAÇÕES NA QUÍMICA E NO VOLUME CEREBRAL
**A meditação muda a química do sistema nervoso central, melhora a capacidade cognitiva e pode aumentar a massa cinzenta**, especialmente nas áreas ligadas ao controle das emoções, ao foco e à atenção. Durante a prática, o fluxo sanguíneo diminui em quase todas as áreas cerebrais, mas cresce na região do sistema límbico, responsável pelas emoções, a memória e os ritmos do coração, da respiração e do metabolismo. Também há uma ampliação das ondas cerebrais relacionadas ao relaxamento e **os lobos temporais (sede das emoções no cérebro) têm sua atividade redobrada**.

### REFORÇO DAS DEFESAS DO ORGANISMO
**Durante a prática da meditação, a enzima telomerase (ligada ao sistema imunológico) tem sua ação intensificada.** Um estudo realizado na Universidade da Califórnia (EUA) mostrou que as taxas dessa substância ficam cerca de 30% mais elevadas em quem medita.

*Equilíbrio entre os sistemas endócrino, nervoso e imunológico.*

### REDUÇÃO DA FREQUÊNCIA CARDÍACA
Nos primeiros estudos sobre a meditação, na década de 1960, o cardiologista Herbert Benson, de Harvard, submeteu meditadores a experimentos e constatou que, durante a prática, seus ritmos cardíacos caíam para incríveis três batimentos por minuto (a média para pessoas em repouso é de 60 b.p.m.). Isso acontecia quando as ondas cerebrais alcançavam o ritmo teta, mais lento e poderoso, no qual a mente atingiria o **estado de "superconsciência" relatado pelos iogues, caracterizado por *insights* e alegria**.

CAPÍTULO 1
AFINAL, O QUE É MEDITAÇÃO?

EFEITOS

# 10 BONS MOTIVOS PARA *ficar off-line*

*Técnica que faz a mente se "desligar" das preocupações por alguns instantes ajuda a reduzir a ansiedade, barra os efeitos negativos do estresse no corpo, ameniza a dor, entre vários outros benefícios*

Vivemos em tempos de constantes estímulos vindos dos aparelhos eletrônicos, do estresse do dia a dia, de barulhos da rua e assim por diante. Nossa mente acaba tendo muito com que se preocupar, o que não é, nem de longe, bom para a saúde. É aí que entra em cena a meditação como uma técnica para bloquear aqueles pensamentos que inundam nossa mente sem serem convidados. "A meditação é exatamente um exercício para preencher a mente, de forma que ela fique impedida, mesmo que por minutos ou segundos, de nos ocupar. Isso gera aquilo que chamamos de 'relaxamento da lógica'", descreve o médico Roberto Cardoso, autor do livro *Medicina e Meditação – Um Médico Ensina a Meditar* (MG Editores).

De acordo com o neurologista Martin Portner, mestre em neurociência pela Universidade de Oxford e especialista em *mindfulness*, ao realizarmos uma tarefa, dizemos que a mente está em modo on-line-tarefa. Ao relaxarmos, ela passa para o padrão off-line e dirige a atenção aos próprios pensamentos. Neste estado, a mente passeia por cenários futuros e propõe comportamentos utilizados no passado; cria um vai e vem entre ideias até atingir um estágio chamado "ruminativo". "É nesse estado que o estresse aumenta, porque a mente não sabe dizer o que vai acontecer. No modo on-line-tarefa, nada disso acontece, porque a mente está focada em algo concreto", explica.

Então, o que podemos fazer para deixar a mente no modo off-line sem cair no estado ruminativo? "Focando o momento presente, como se ele representasse uma tarefa. Para tanto, é necessário se concentrar na respiração e esvaziar a atenção ao redor. Assim, não há acionamento das estruturas cerebrais ligadas ao estresse. Em pouco tempo, você será capaz de praticar em casa, no escritório ou no ônibus", completa. Confira nas próximas páginas alguns bons motivos para permanecer off-line por, pelo menos, dois minutos ao dia. Acredite: a prática persistente produzirá resultados surpreendentes!

## 1 MENOS ESTRESSE, MAIS BEM-ESTAR

Nosso corpo não distingue o que é pensamento e o que é ação, reagindo ao estresse com o aumento de hormônios como adrenalina, noradrenalina e cortisol — este último relacionado a inflamações. Um trabalho publicado em 1995 no *Journal of Alternative and Complementary Medicine* mostrou que o sangue de quem medita apresenta menor quantidade desses hormônios ligados ao estresse e aumento da serotonina, que proporciona sensação de bem-estar. Por isso, as vantagens de meditar vão além do relaxamento e abrangem benefícios terapêuticos. "As situações mais estudadas são da meditação aplicada para a ansiedade generalizada, dor crônica e hipertensão arterial, distúrbios do sono, depressão leve a moderada e melhora da imunidade", diz Cardoso. Há ainda os efeitos no psiquismo. Em um primeiro instante, ocorre o relaxamento, tal como uma massagem ou um banho. Depois, regula-se a atenção e aumenta-se a capacidade de focar.

## 2 IDEIAS MAIS CLARAS E CRIATIVAS

As áreas cerebrais cognitivas se tornam disponíveis para o raciocínio. Isso significa que você passa a pensar mais claramente. A manipulação de ideias e de valores — o chamado pensamento abstrato — é realizada de forma mais rápida e cristalina com a meditação.

## 3 UMA FORCINHA NOS ESTUDOS

Como já é de se esperar, a técnica da atenção plena pode dar uma força na hora dos estudos. Uma pesquisa feita com alunos da Universidade da Califórnia (EUA) constatou que, além de facilitar a memorização das matérias e diminuir a tensão na hora das provas, a meditação melhora a compreensão e o raciocínio verbal em exames. Os estudantes que participaram do teste afirmaram que a mente dispersou menos.

## 4 MAIS PRODUTIVIDADE NO TRABALHO

Embora o estado *mindfulness* pareça estar na contramão da concorrência pregada em ambientes corporativos, muitas empresas já perceberam que a técnica da atenção plena pode colaborar para um melhor desempenho profissional e maior produtividade. Várias organizações que aplicaram a prática meditativa em suas equipes relataram ter observado queda no número de funcionários com síndrome de Burnout. Além disso, os colaboradores passaram a ter ideias mais criativas e a relação entre líderes e liderados ganhou doses

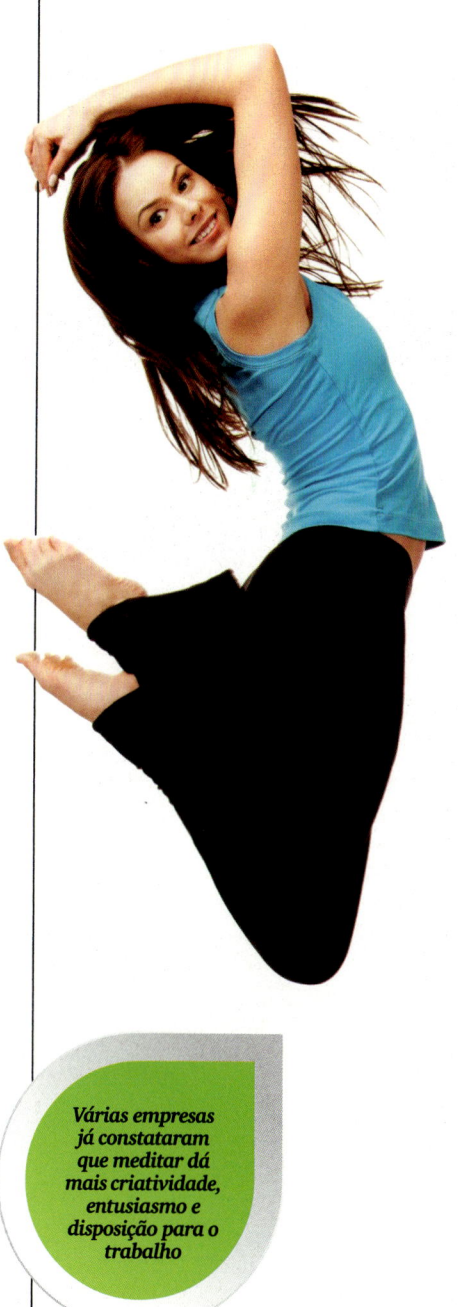

*Várias empresas já constataram que meditar dá mais criatividade, entusiasmo e disposição para o trabalho*

### CAPÍTULO 1
### AFINAL, O QUE É MEDITAÇÃO?

**EFEITOS**

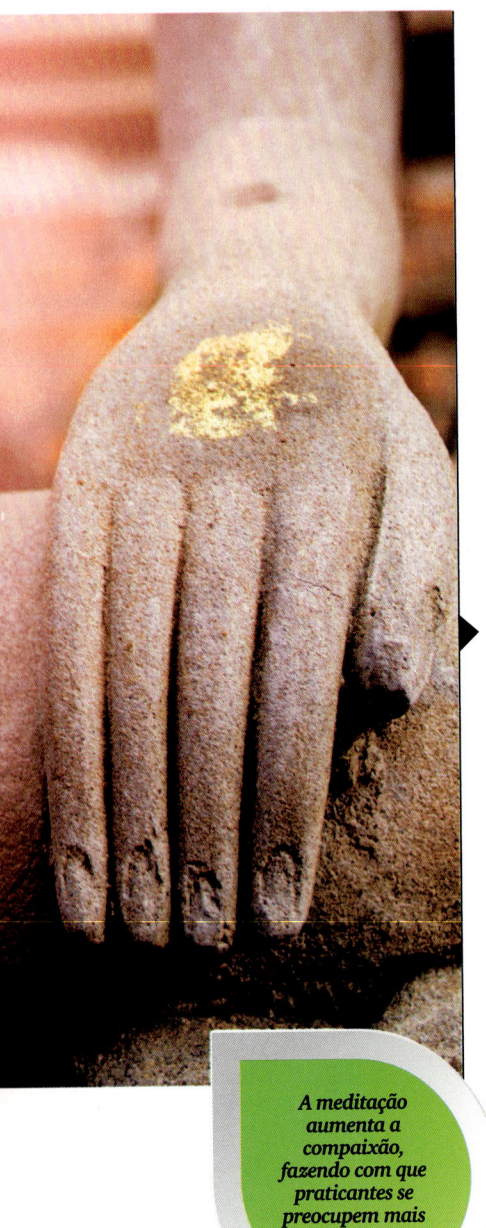

*A meditação aumenta a compaixão, fazendo com que praticantes se preocupem mais com o próximo*

## Pessoas 'mindful' ficam jovens por mais tempo. Têm juízo, memória, sabedoria, são emotivas e esbanjam felicidade

extras de empatia, pois a técnica meditativa estimula as áreas prossociais do cérebro. Só não vale embarcar no papo ultrapassado de "profissional multitarefas". Na prática, quem pretende desempenhar várias funções ou atividades ao mesmo tempo acaba não fazendo nada direito e apresentando baixa produtividade. O melhor é ter foco e sair do piloto automático, pois, quando ligamos o botão dessa função, apenas reagimos à demanda em vez de criar, agir com entusiasmo, satisfação e pensar em soluções inovadoras para a empresa. Resumindo, é preciso ser feliz para ter sucesso profissional, e não o contrário.

### 5 COMPAIXÃO E EMPATIA EM ALTA

No ano 2000, o líder tibetano, Dalai Lama, surpreendeu o cientista Richard Davidson com uma indagação. Ele disse: "Você usa as ferramentas da neurociência para estudar depressão e ansiedade, certo? Por que não usá-las para estudar bondade, felicidade e compaixão?". A partir daí, Davidson se debruçou em pesquisas sobre o assunto e criou o Centro de Mentes Saudáveis da Universidade de Winsconsin, nos Estados Unidos. Seus estudos realizados ao longo das últimas décadas mostraram que a meditação pode de fato aumentar a compaixão e a empatia, fazendo com que as pessoas se preocupem mais umas com as outras. É por esta razão que as empresas que adotaram a prática meditativa como um valor têm registrado não apenas melhores índices de produtividade, como também um ambiente mais inclusivo, respeitoso e harmonioso.

### 6 ADEUS AOS VÍCIOS!

Como rompe condicionamentos, a meditação ajuda a redirecionar as mentes de indivíduos antissociais e diminui a dependência química. Durante uma experiência na Kings County North Rehabilitation Facility, penitenciária próxima a Seattle (EUA), um grupo de prisioneiros condenados por crimes relacionados ao consumo de drogas e álcool praticou vipassana (meditação budista com foco inicial na respiração, seguida de análise existencial) 11 horas por dia durante dez dias. Após voltarem para casa, apenas 56% deles reincidiram na criminalidade no prazo de dois anos, um índice considerado bom se comparado aos 75% de reincidência entre os que não meditaram.

## 7 EMOÇÕES SOB CONTROLE

A mente aprende a reconhecer os estados emocionais sem ser apanhada desprevenida no redemoinho criado por eles. É uma diferença que traz resultados palpáveis. Digamos que alguém vem na sua direção para cumprimentá-lo. Essa pessoa é sabidamente antipática. Você se prepara para ouvir as tagarelices sem sentido de sempre. O estômago aperta, o peito afina e os músculos retesam. Contudo, se você percebe essas reações mas não pensa junto com elas, sua mente será capaz de deixar o evento passar por você sem produzir hormônios do estresse, abalar a economia interna e reduzir sua capacidade social. Quem ganha é você.

## 8 FAZ DORMIR MELHOR

Quem medita dorme melhor. O sono é vital na nossa vida. Dormimos um terço do dia para que nas 16 horas restantes possamos agir com assertividade, sem recorrer às reações de estresse. O sono repara. Dormir é como preparar uma peça de teatro nos bastidores: quando a luz acende e as cortinas abrem, a vida é apresentada sem sobressaltos.

## 9 EURECA!

O modo off-line é o preparador de possíveis momentos instantâneos em que a mente descobre alguma coisa que estava procurando há tempos, mas não encontrava. Chamamos esses *insights* de "A-hás!" criativos. Eles ocorrem em circunstâncias pouco conhecidas, mas sabemos que são antecedidos de uma onda cerebral com um ritmo peculiar gama 40 Hz. Trata-se de um evento movido pela percepção de que a mente acabou de elaborar um circuito fresco, não pensado antes, e que se ampara em redes neuronais distantes, distribuídas nos dois hemisférios do cérebro.

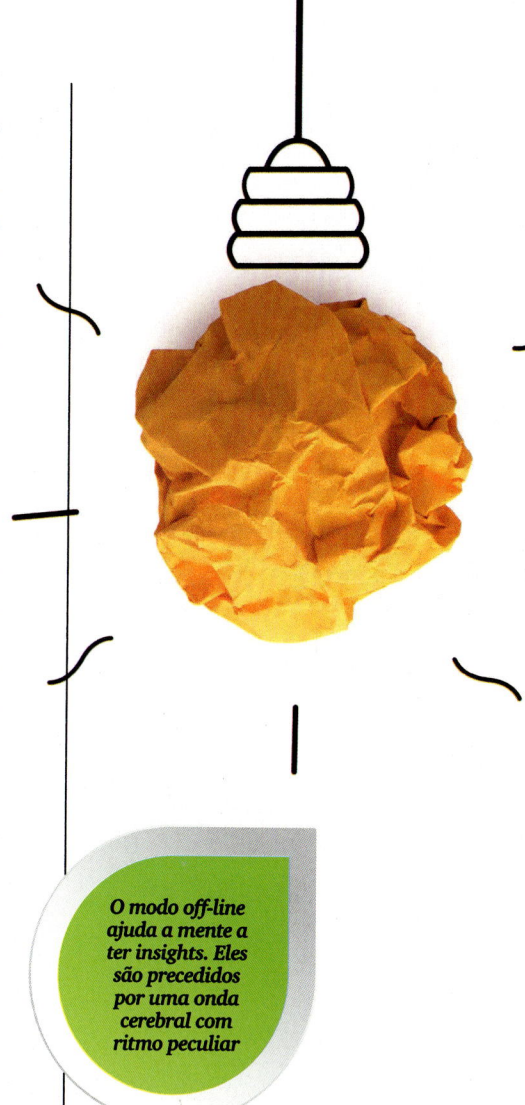

*O modo off-line ajuda a mente a ter insights. Eles são precedidos por uma onda cerebral com ritmo peculiar*

## 10 VOCÊ MAIS JOVEM E FELIZ

Células cerebrais envelhecem. A mente enruga, como a pele que permaneceu horas sob o sol. Assim como perdemos as células elásticas que deixam a pele torneada, a mente perde os neurônios nos quais suas ideias, pensamentos, planos e projetos são ancorados. Pesquisas surpreendentes acabaram de revelar que o estado off-line protege os cromossomos – a parte da célula que guarda o código genético e toca a vida adiante. Ou seja, pessoas *mindfulness* permanecem jovens por muito mais tempo. Têm juízo iluminado, boa memória, sabedoria e são emotivos. Vencem na vida e transpiram felicidade. A mente off-line oferece o barril de carvalho nobre onde podemos amadurecer o melhor de nós.

CAPÍTULO 1
AFINAL, O QUE É MEDITAÇÃO?

TIPOS DE MEDITAÇÃO

# QUAL O MELHOR MÉTODO *para você?*

*Além do mindfulness, há diversos tipos de meditação com técnicas e princípios bastante diferentes. Conheça os mais difundidos e descubra a versão que melhor se encaixa ao seu perfil*

Você pode estar deitado, caminhando, em posição de lótus ou até mesmo dançando. Também pode focar a respiração, o movimento do seu corpo ou um som qualquer, como o mantra "Om", considerado pelos hindus como o corpo sonoro do Absoluto. Afinal, há inúmeras formas de meditação com raízes budistas, hinduístas, cristãs e até desvinculadas de qualquer crença ou tradição religiosa, e nem sempre aquele estereótipo de incenso e música calma funciona para conseguir se concentrar. O importante é ter disciplina e persistência para deixar as preocupações de lado e voltar-se para dentro de si por alguns minutos.

"O primeiro objetivo da meditação é parar as distrações e tornar a mente mais lúcida", explica o psicólogo Vítor Bertocchini, fundador da Sociedade Portuguesa de Meditação e Bem-Estar (Mindfulness Institute). Para tanto, vale meditar de olho aberto, observando imagens, ouvindo sons ou mesmo em silêncio. "O segredo é respirar naturalmente, de preferência pelas narinas, e tentar estar consciente da sensação do ar que entra e sai", ensina Bertocchini.

Para o mestre hare krishna Giridhari Das, a meditação é um movimento pessoal de introspeção, quando uma pessoa entra em contato com o seu ser interior e explora todo o potencial adormecido ali. Faça da atividade meditativa um hábito e veja como ela atuará como uma ginástica da mente. "Se praticarmos pacientemente, os pensamentos perturbadores vão diminuir e vamos experimentar uma sensação de paz interior e relaxamento", completa Bertocchini.

Confira a seguir dez tipos de meditação praticados muito antes do advento do *mindfulness* e descubra qual o melhor método para você.

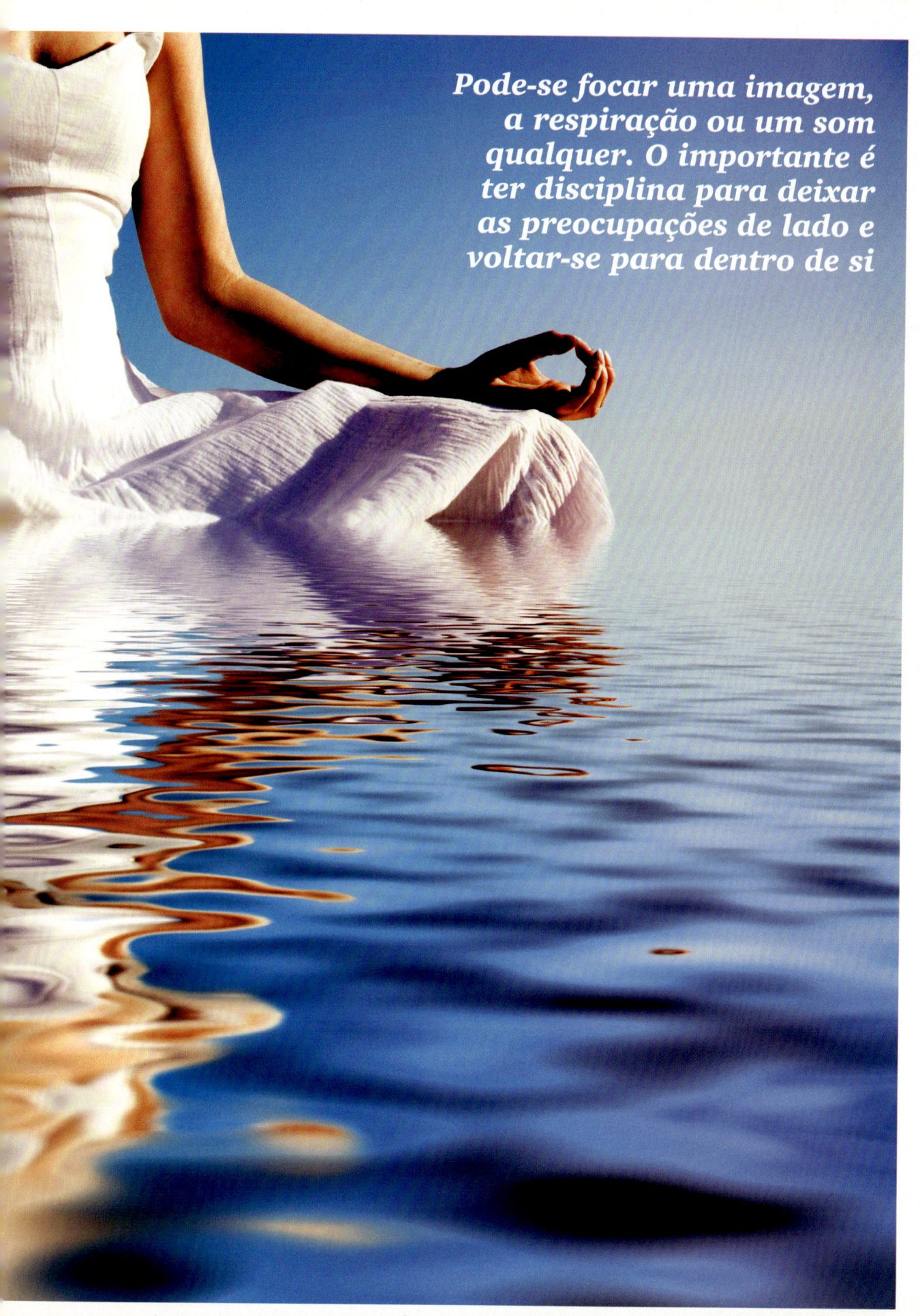

**Pode-se focar uma imagem, a respiração ou um som qualquer. O importante é ter disciplina para deixar as preocupações de lado e voltar-se para dentro de si**

**CAPÍTULO 1**
## AFINAL, O QUE É MEDITAÇÃO?

**TIPOS DE MEDITAÇÃO**

# Meditação Transcendental

*Mente serena, alerta e duas vezes mais relaxada do que durante o sono*

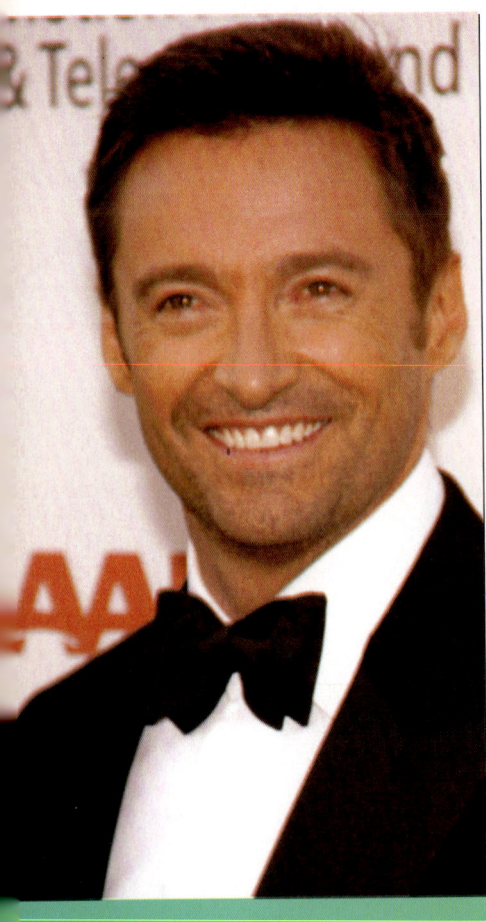

A Meditação Transcendental tem origem no norte do Himalaia, procedendo da linha do mestre védico Adi Shankaracharya. Porém, o guru que popularizou a técnica no mundo foi Maharishi Mahesh Yogi. Caso você esteja achando o nome familiar, sim: ele é o mestre que os Beatles foram visitar na Índia em 1968. A ideia era que o quarteto de Liverpool meditasse e assistisse a palestras, mas o resultado foi uma série de músicas que deu vida ao icônico White Album.

Na prática, a Meditação Transcendental é uma técnica mental que não requer esforço e pela qual se experimenta um estado de profundo relaxamento (duas vezes mais intenso que o sono), que torna a mente calma e, ao mesmo tempo, mais alerta. "Pode ser praticada em casa, no trabalho ou até mesmo em locais públicos, pois não envolve controle da mente ou da respiração, nem posturas físicas ou nível de concentração especiais", diz Juliana Carvalhaes, professora e sócia-diretora do Instituto Nacional de Meditação (INM).

Não é recomendável, entretanto, praticá-la sozinho. Isso porque podemos acabar fazendo um esforço desnecessário. Quem quiser conhecer a Meditação Transcendental deve participar de um curso com um professor qualificado. "Conforme a tradição, o ensinamento é transmitido de forma oral e pessoalmente. Uma vez aprendida a técnica, a pessoa estará apta a praticá-la de forma individual", explica Juliana. O curso aplicado no INM é composto por quatro aulas de aproximadamente uma hora e meia cada, sendo o primeiro contato aberto ao público. As demais aulas devem ser assistidas em dias consecutivos para um bom aprendizado.

Quando bem aplicada, a terapia proporciona diversos benefícios: aumenta a criatividade, a capacidade de resolver problemas, a memória e a concentração, além de diminuir a ansiedade, a pressão arterial e dores de cabeça.

### ELES MEDITAM

Várias outras celebridades além dos Beatles (abaixo) são adeptas da Meditação Transcendental. Gisele Bündchen, Rodrigo Santoro, Oprah Winfrey e Hugh Jackman (acima) são alguns. Inclusive, a mente por trás da *sitcom Seinfeld*, Jerry Seinfeld, disse que só sobreviveu a nove anos escrevendo e filmando a série porque, enquanto a equipe almoçava durante as filmagens, ele meditava.

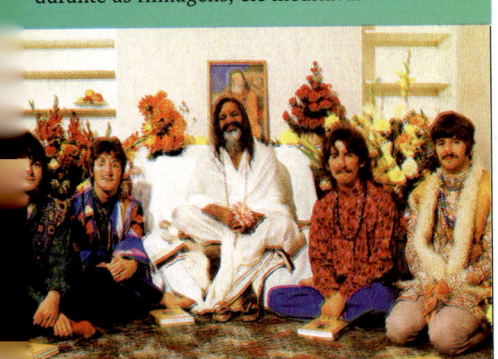

*Técnica surgiu no Himalaia e se popularizou depois que os Beatles foram à Índia conhecer o mestre Maharishi Mahesh Yogi*

# Kundalini Yoga

*O despertar da energia vital que percorre os sete chacras do corpo*

O Kundalini é conhecido como a primeira forma de ioga praticada. Seu objetivo é despertar a energia física latente, que percorre a coluna vertebral no sentido ascendente dos sete chacras principais, desde o básico, na altura do cóccix, até o coronário, no topo da cabeça. Essa energia é ilustrada conceitualmente como uma serpente enrolada na base da espinha dorsal.

A técnica foi aberta ao Ocidente por Yogi Bhajan em 1968 – até então, a tradição proibia o ensino para o público. Para disseminar o Kundalini Yoga, o mestre indiano criou a organização 3HO (Happy, Healthy, Holy Organization), que possui mais de 300 centros em 35 países, incluindo o Brasil.

Antes da prática, há uma série de exercícios de aquecimento e postura (*asanas*), chamados *kriyas*, além de alguns minutos de relaxamento profundo. Depois disso, segue-se com a proposta de se voltar para o interior, diminuir o fluxo de pensamentos e se concentrar na respiração (*pranayamas*), entoando mantras e fazendo movimentos diferentes com as mãos (*mudras*). Os órgãos e as glândulas são extremamente beneficiados com esses movimentos, eliminando toxinas com mais facilidade.

O Instituto 3HO Brasil acredita que o hábito do Kundalini Yoga faz com que o praticante tenha sistemas imunológico e nervoso fortes, glândulas vigorosas, boa circulação e consciência do impacto de suas ações. Por meio da meditação, também se pode acalmar a mente e desenvolver a intuição para reconhecer o que é, de fato, verdadeiro e importante.

> Ensino dos exercícios do kundalini só foi aberto ao público ocidental em 1968. Hoje, há centros em 35 países

## 3 POSIÇÕES PARA OS INICIANTES

● **Prancha**
Como se fosse fazer uma flexão de braço, mantenha as mãos na direção dos ombros. Empurre os calcanhares para trás e estique as pernas. Mantenha suas omoplatas e ombros longe das orelhas.

● **Cobra**
Deite de barriga e coloque as mãos no chão ao lado do peito. Mantenha pés, pernas, quadris e barriga ligados ao chão. Alongue as costas. Inspire e solte o ar pela boca.

● **Balanceamento de mesa**
Fique de quatro, levante o braço direito e estique a perna esquerda. Mantenha seus quadris e ombros nivelados. Concentre a força no abdômen e expire fundo algumas vezes. Depois, inverta a posição.

**CAPÍTULO 1**
**AFINAL, O QUE É MEDITAÇÃO?**

TIPOS DE MEDITAÇÃO

# Kriya Yoga

*Escolhas mais conscientes baseadas em 15 técnicas e nove formas de devoção*

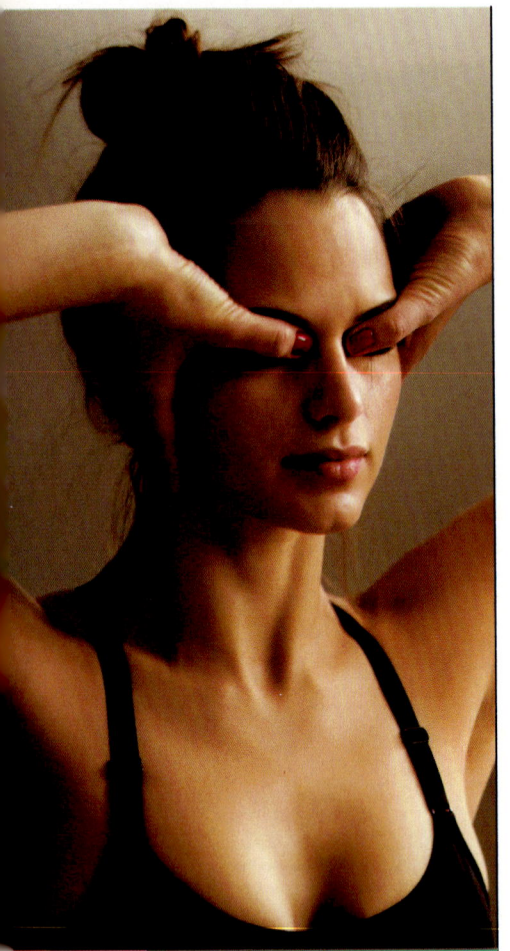

A proposta do Kriya Yoga é ajudar as pessoas a fazerem uma transição da ação unicamente orientada pelo raciocínio mental para uma vida de escolhas mais unificadas e em sintonia com a consciência individual. O próprio nome da terapia dá indícios de sua proposta: "Kri" significa ação e "Ya", consciência. Sendo assim, Kriya Yoga é a ação consciente.

A prática possui várias vertentes e todas provêm de Mahavatar Babaji, um mestre espiritual indiano. Ao longo dos séculos, seu avatar viria designando a tarefa de disseminar a meditação a determinados gurus. O interessante é que cada um destes gurus está alinhado com as necessidades da humanidade de sua época. Hoje, a técnica ensinada é a Atma Kriya Yoga, que foi repassada em 2007 ao discípulo Paramahamsa Vishwananda.

"O mundo está mais acelerado. As exigências são maiores e mais intensas, e as pessoas já não têm tempo nem disponibilidade para práticas muito longas ou complicadas. O Atma Kriya Yoga consiste em 15 técnicas, sendo que 14 delas são baseadas nas nove formas de devoção", comenta Telma Fussing, treinadora de professores de Atma Kriya Yoga na Organização Bhakti Marga.

Para realizar as etapas ou níveis das meditações do Atma Kriya Yoga, é preciso fazer um curso que poderá ser dado em dois dias intensivos ou ao longo de um período que não exceda três semanas. É um método para iniciantes que possibilita a cada participante aprender as técnicas e praticá-las posteriormente de acordo com o seu estilo de vida e disponibilidade. Há cânticos, leitura de trecho do Yogananda, ou mesmo da Bíblia, preces de cura etc.

Quem pratica regularmente a Atma Kriya Yoga vê benefícios físicos, mentais e emocionais. Porém, é importante não ter expectativas específicas quanto ao que deve acontecer. Deixe a energia fluir. "Paciência, comprometimento pessoal e confiança nas técnicas são as chaves. Lembre-se de que a prática é um compromisso seu consigo mesmo", afirma Telma.

### OS NÍVEIS DESCONHECIDOS

O Atma Kriya Yoga tem cinco níveis. Mas até hoje apenas dois foram ensinados por Paramahamsa Vishwananda. O primeiro cria uma fundação sólida para a evolução espiritual, queimando carma e elevando a consciência até o terceiro chacra. Já o segundo eleva ao quarto e quinto chacras, ajudando o praticante a interiorizar e se conectar com Deus. A abertura dos outros chacras, no entanto, ainda é um mistério.

*Mestre indiano imortal teria ensinado o método do Atma Kriya Yoga ao guru Paramahamsa Vishwananda em 2007*

32 MEDITAÇÃO

# Dakshina Tantra

*Exercícios personalizados para alinhar os chacras e promover a autocura*

Esqueça a relação do Tantra com a sexualidade. A meditação Dakshina é de origem indiana e vê o ser humano como uma combinação de energias. Seu objetivo é fazer com que o praticante saiba usar adequadamente os chacras para acumular energia positiva e promover a autocura. Conforme o aluno toma consciência de suas energias e de sua capacidade de lidar com elas, ele vai harmonizando seu interior e também se harmoniza com o que está ao redor.

Conhecida por alguns como "Tantra de mão direita", a prática difere bastante das outras formas de meditação. Isso porque ela não é indicada para ser feita em grupo. De acordo com a Associação Brasileira de Dakshina Tantra Yoga, as aulas são personalizadas e com acompanhamento permanente de um tutor. Tudo para alinhar de forma correta os chacras de cada um.

> *Modalidade não é indicada para grupos. As aulas devem ser individuais e com a supervisão permanente de um tutor*

Primeiro é feita uma avaliação do praticante. As características pessoais são observadas e as técnicas são prescritas em fichas individuais construídas para cada pessoa. Depois, o aluno realiza a sua aula, sendo observado, corrigido e auxiliado pelo professor. A última etapa é a reavaliação, quando os iniciados recebem um *feedback*. Se necessário, novos exercícios podem ser prescritos.

As atividades personalizadas pelo Dakshina Tantra Yoga são bem variados e possuem benefícios específicos. Entre as técnicas usadas estão *kryias* (processos de purificação), *asanas* (posições), *mudras* (posturas de mão), *pranayamas* (técnicas de respiração), relaxamento e meditações tântricas.

Os adeptos do Dakshina conseguem ver diferentes benefícios ao longo prazo. Eles podem ser físicos (maior flexibilidade corporal, equilíbrio do tônus muscular e dos sistemas fisiológicos), emocionais (maior concentração, diminuição de estresse, ativação da memória e da criatividade) e espirituais (transcendência da noção de individualidade e reconhecimento de si mesmo como totalidade).

## OS MESTRES

O Dakshina Tantra Yoga é uma técnica que segue a tradição guru-discípulo. Seu precursor foi Maharishi Kartikeya Maharaj, que viveu até o início do século XX na Índia. Ele passou os ensinamentos para Swami Dhirendra Bhramachari, que entregou as técnicas a Swami Dattatreya. O responsável por trazer a meditação para o Ocidente foi o brasileiro Paulo Murilo Rosas, que a aprendeu diretamente dos dois últimos mestres citados.

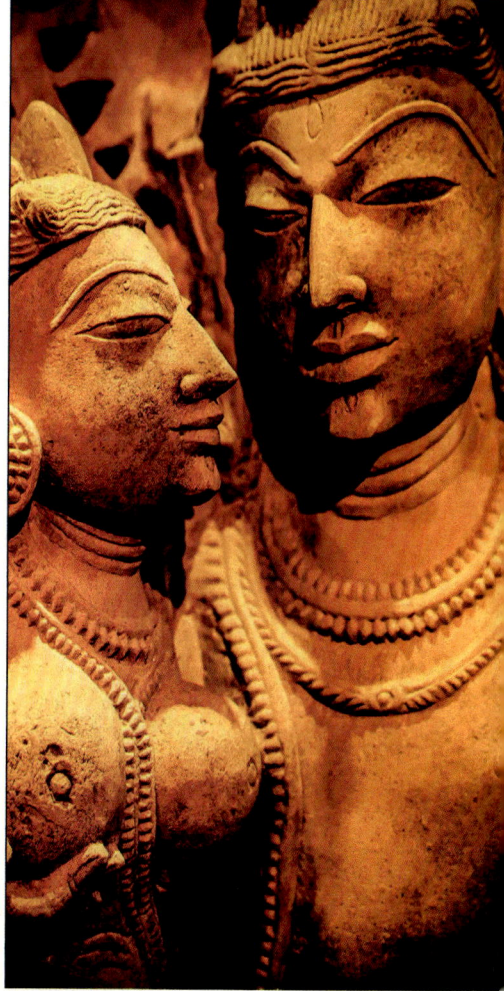

**CAPÍTULO 1**
**AFINAL, O QUE É MEDITAÇÃO?**

TIPOS DE MEDITAÇÃO

# Raja Yoga

*Controle dos sentidos físicos e sutis para se conectar com a Alma Suprema*

O Raja Yoga é conhecido também como o ioga real, a ligação mais nobre entre a alma do ser humano e a Alma Suprema, ou seja, Deus. Vinda do hinduísmo, essa prática de meditação treina a mente para que ela seja sua amiga. Com isso, o adepto abandona velhos padrões de influência e se recria para ser como ele quiser. Isso porque o Raja ajuda o praticante a ter controle sobre oito sentidos – cinco físicos (visão, audição, olfato, paladar e tato) e três sutis (mente, intelecto e *sanskara*, o arquivo interno de cada pessoa, que se manifesta em traços de personalidade, hábitos, valores e crenças).

Segundo a Brahma Kumaris, movimento mundial especialista na técnica, o Raja Yoga não requer a repetição de sons ou mantras, nem a concentração em objetos físicos, como chama de vela e mandala. A ideia é que, ao doutrinar a consciência, automaticamente você consegue mudar sua atitude mental, sua visão do mundo e das pessoas, e transformar a qualidade dos seus atos.

Para praticar o Raja, é necessário procurar um lugar com poucas distrações e sentar-se confortavelmente em uma cadeira ou poltrona. Caso prefira o chão, cruze as pernas na posição de lótus. *Experts* em ioga também podem arriscar alguma postura tradicional, como a do pombo (foto). Se tiver problemas para se desconectar dos ruídos externos, concentre-se no ritmo respiratório. Depois, escolha um pensamento bom e se concentre nele. Esse pensamento vai produzir um sentimento que você deve tomar para si, a fim de que seja uma realidade em sua vida, independentemente das circunstâncias.

A Brahma Kumaris diz que quando se está em silêncio, cancelando padrões mentais e permitindo conhecer a paz profunda da alma, mudanças milagrosas podem acontecer. As pessoas passarão a lhe compreender de forma clara, novas portas se abrirão e até seu pescoço rígido relaxará.

Vale lembrar que o Raja Yoga é muito mais do que uma prática de relaxamento ou uma sessão espiritual da qual se pode participar ocasionalmente. É um estilo de vida. E quanto mais você praticar, mais transformado você sairá da experiência.

## 5 ESTÁGIOS DA MEDITAÇÃO

A transformação proposta pelo Raja Yoga só ocorre após o praticante entender os cinco estágios da meditação. São eles: saber quem você é; lembrar-se de suas qualidades; ter consciência de que vivia em uma dimensão de luz e que voltará para lá; aceitar Deus como forma universal de energia e entender seu relacionamento com a Alma Suprema. Em silêncio, as respostas devem aparecer, propiciando a conexão de sua alma com Deus. Alguns praticantes até arriscam posturas do Raja Yoga — como a do pombo (foto abaixo) — durante a meditação, mas o ideal é sentar-se de maneira confortável, para que a mente possa se concentrar apenas nos pensamentos.

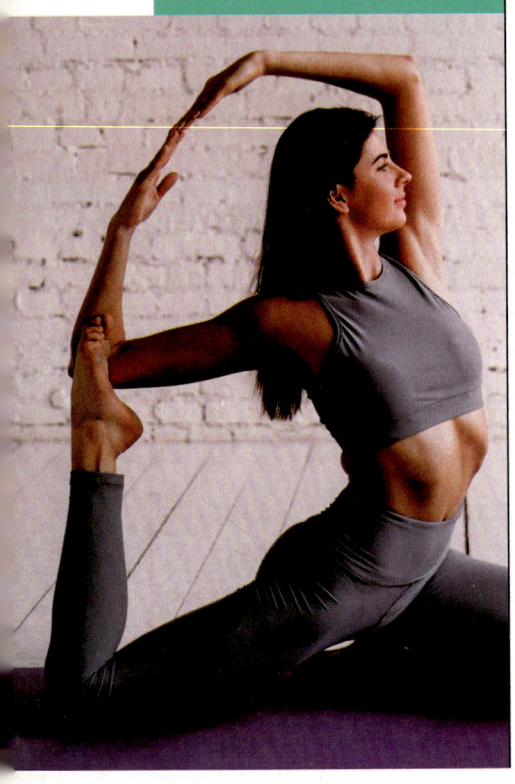

*Para se iniciar no Raja, procure um lugar calmo, escolha uma posição que lhe agrade e se concentre em um bom pensamento*

# Budismo Zazen

*A arte japonesa de ficar zen sem tentar gerir pensamentos ou emoções*

Zazen literalmente significa "sentar zen". Vinda do budismo de tradição japonesa, essa meditação é um tanto diferente das demais, já que, em vez de deixar sua mente vazia e apenas se concentrar na respiração, o praticante deve se tornar um observador de si mesmo e de tudo à sua volta. É necessário deixar seus pensamentos e sentimentos irem e virem. Não há razão para tentar controlá-los ou eliminá-los.

Para praticar a meditação Zazen, procure um lugar tranquilo. Há várias maneiras de sentar-se: posição das bermudas, meia lótus, lótus completa, banquinho, cadeira. Em qualquer uma delas é importante que a coluna vertebral seja mantida ereta e o queixo um pouco para baixo, de forma que a região cervical fique reta.

Um detalhe importante é a posição das mãos. É necessário que elas formem uma elipse, que representa o cosmos em nós e nós no cosmos. Com as palmas voltadas para cima, apoie os dedos da mão esquerda sobre os dedos da mão direita, coincidindo as articulações. As pontas dos polegares devem tocar-se suavemente. Os dedões funcionam como um termômetro: se houver tensão, podem enrijecer-se; em caso de sonolência, podem separar-se.

Tendo assentado corpo e mente, foque em sua respiração. Sinta se está sendo abdominal ou torácica. Perceba seus batimentos cardíacos. Ouça todos os sons, próximos e distantes. Sinta as fragrâncias do local. Descubra o ar, sua textura, sua temperatura. Observe seus pensamentos: como se formam e desaparecem. Veja se pensa em palavras, músicas, cores, imagens. Qualquer emoção que surja deve ser notada, assim como seu término. O mesmo vale para as memórias.

De acordo com a Monja Coen, uma das mais famosas líderes do zen-budismo brasileiro, o Zazen deve ser praticado de acordo com a sua realidade. Praticantes assíduos podem permanecer 30 ou 40 minutos meditando. Para quem nunca praticou nenhuma forma de meditação, até mesmo cinco minutos podem ser suficientes. Não tenha pressa em querer sentar por longos períodos.

> **Pode-se sentar de qualquer jeito, desde que a espinha fique ereta e os dedos formem uma elipse, que representa nós e o cosmos**

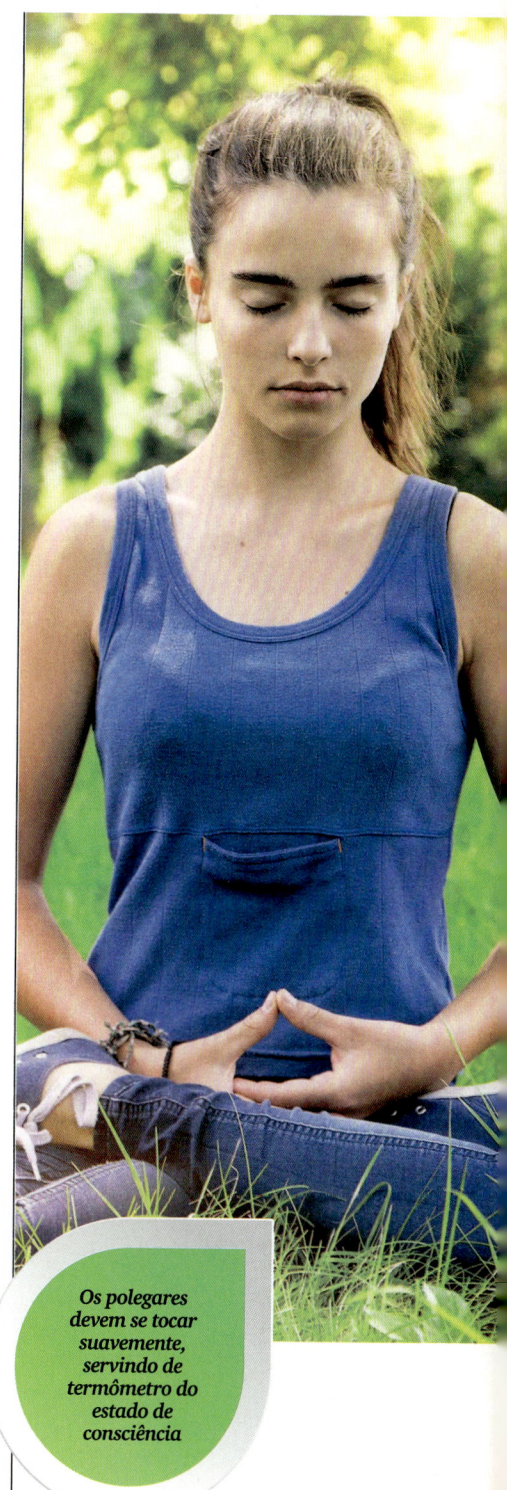

*Os polegares devem se tocar suavemente, servindo de termômetro do estado de consciência*

MINDFULNESS E OUTRAS PRÁTICAS

## CAPÍTULO 1
### AFINAL, O QUE É MEDITAÇÃO?

**TIPOS DE MEDITAÇÃO**

# Budismo Vipassana

*A iluminação por meio de uma silenciosa jornada ao interior da mente*

Ver as coisas como realmente são. Esse é o significado da palavra "vipassana". A antiga técnica de meditação indiana esteve perdida durante séculos e foi redescoberta por Siddhartha Gautama, o Buda, há mais de 2.500 anos. A tradição foi passada por vários professores e hoje é praticada ao redor do mundo.

A meditação Vipassana é uma jornada ao interior do corpo e da mente. Ela serve para entender a forma como você realmente é, e não como querem que você se veja. Ver as coisas como elas são produz a compreensão correta e a sabedoria. Sendo assim, a ignorância e o sofrimento são eliminados.

A Sociedade Vipassana indica duas formas para praticar a terapia. A primeira delas é a meditação sentada. Não há uma posição indicada para o processo: apenas fique confortável e mantenha as costas retas. Depois, tranquilamente, feche os olhos e atente para a respiração. Observe como ela começa, quando o ar passa pelas narinas ou pelo lábio superior. Mantenha sua atenção fixa até o final do exercício.

A outra modalidade é a meditação caminhando. Isso significa observar a própria experiência de caminhar. Concentre-se nas sensações que se produzem nos pés, nas pernas ou, ainda, sinta o movimento de todo o corpo. A intenção é não ter o objetivo de se locomover de um lugar a outro. Então, pratique em um local onde não possa ser observado, como em seu quarto ou na sala.

Quanto mais se pratica a meditação Vipassana, mais as fontes internas e externas de conflito, confusão e sofrimentos físico e psicológico são percebidas, enfraquecidas e, finalmente, transcendidas. Com isso, o praticante percebe um bem-estar físico e mental se desenvolver juntamente com um sentimento de bondade e de compaixão consigo e com todos os seres.

*Técnica indiana, redescoberta pelo Buda há mais de 2.500 anos, pode ser praticada sentado ou caminhando*

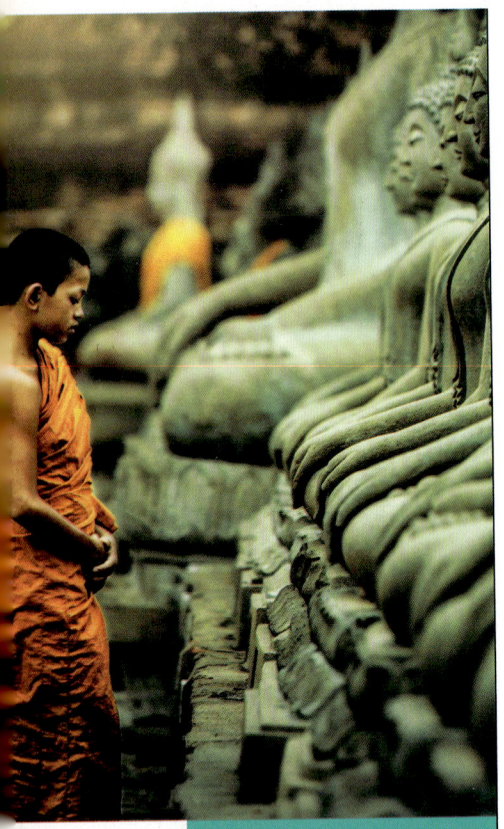

### RETIRO PARA SILENCIAR

A técnica do mestre hindu S.N. Goenka (1924–2013) é ensinada em cursos residenciais de dez dias. Os estudantes se instalam no templo para seguir uma rotina rígida. E em silêncio. Isso porque os praticantes devem abster-se totalmente da comunicação com os outros, mesmo que por intermédio de gestos ou olhares. O intuito é buscar o silêncio mental. Para conferir os centros do Brasil, acesse https://goo.gl/RQSyiD. Vale lembrar que não se paga pela experiência. Cada estudante recebe este presente de um precedente.

# Budismo Kadampa

*A arte de cultivar pensamentos positivos para ter paz, pureza e felicidade plena*

O Kadampa é uma tradição que torna os ensinamentos de Buda e as práticas de meditação acessíveis para pessoas de todo o mundo. Seu principal objetivo é cultivar os estados da mente e ajudar o praticante a tomar decisões por meio da transformação dos pensamentos negativos em positivos. Segundo seus princípios, se a consciência de uma pessoa estiver pura e em paz, ela será feliz. E o método para alcançar tal condição é treinar a meditação.

De acordo com a União Budista Internacional Kadampa, existem 21 técnicas meditativas que são divididas em cinco partes: preparação, contemplação, meditação, dedicatória e prática subsequente. Conforme a pessoa avança nos estágios, os estados da mente se tornam mais pacíficos e benéficos. A conclusão é o caminho budista completo que leva à iluminação.

O primeiro estágio do Kadampa é chamado de prática preparatória e consiste em treinar a respiração. Para tanto, é preciso sentar-se em postura de meditação: pode ser a tradicional, com pernas cruzadas, ou outra posição confortável em uma cadeira ou poltrona. Vale lembrar que é importante manter a coluna reta, a fim de evitar desgaste mental ou sono.

Depois, com os olhos parcialmente fechados, preste atenção em sua respiração. Perceba o ar entrando e saindo pelas narinas. Se notar que sua mente está divagando, volte a direcioná-la para o ritmo respiratório. Repita esse procedimento quantas vezes forem necessárias até que consiga se concentrar de fato. Em seguida, pense em algo bom e se concentre apenas nesta cena.

É necessário treinar essa prática preliminar até obter alguma experiência e, então, poder passar para as outras meditações do ciclo descrito pela União Budista Internacional Kadampa. Para saber mais sobre o método, acesse o Novo Manual de Meditação em http://kadampa.org/pt-br/books/novo-manual-de-meditao.

> *Nova Tradição Kadampa foi fundada na Inglaterra, em 1997, para disseminar 21 práticas meditativas no Ocidente*

## DO MESTRE PARA O MUNDO

O venerável Geshe Kelsang Gyatso — afetuosamente chamado de *Geshe-la* — é o principal responsável pelo reflorescimento mundial do Kadampa. O mestre e erudito estabeleceu três programas especiais para estudo e prática da terapia e fundou mais de mil centros de meditação ao redor do mundo. Ele também está por trás de um projeto que prevê construir templos budistas em cada metrópole do planeta.

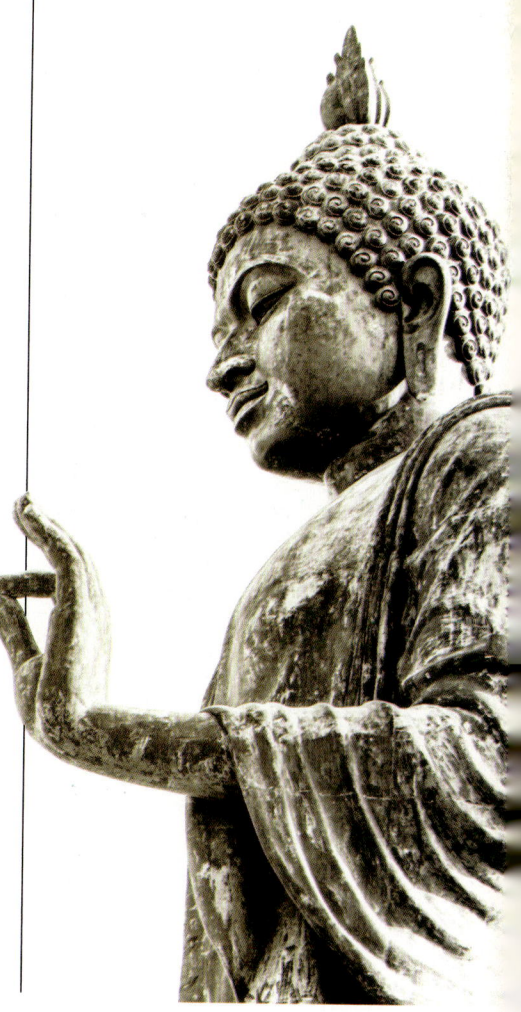

**CAPÍTULO 1**
**AFINAL, O QUE É MEDITAÇÃO?**

**TIPOS DE MEDITAÇÃO**

# Hare Krishna (Japa)

## Amor e proteção divina por meio do poderoso cântico *maha-mantra*

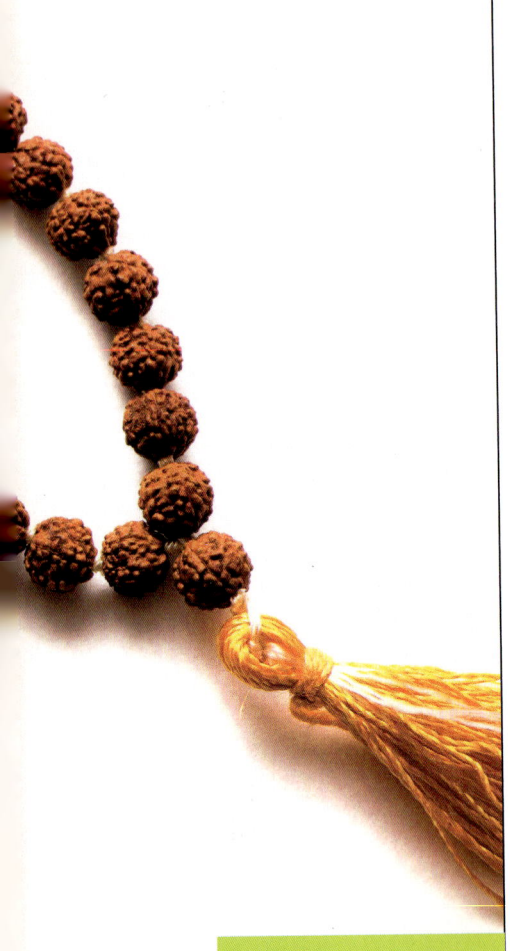

A forma de meditação mais tradicional na religião Hare Krishna, recomendada na Bhagavad-gita (célebre texto da tradição indiana), é a meditação mântrica, também chamada de Japa. Na prática, deve-se entoar o seguinte mantra: *Hare Krishna, Hare Krishna, Krishna Krishna, Hare Hare, Hare Rama, Hare Rama, Rama Rama, Hare Hare* — caso você não saiba pronunciá-lo, vale ouvir o cântico *Mantra*, de Nando Reis.

"A palavra Hare é uma invocação para Radha, o aspecto feminino de Deus. Krishna é um nome de Deus, cujo significado é 'o Todo-Atrativo'. E Rama, outro nome sagrado, significa 'fonte de bem-aventurança'. Esses são os sons sagrados do *maha-mantra*, o mais poderoso de todos na tradição do ioga", explica Giridhari Das, mestre espiritual e instrutor na consciência de Krishna. O cântico serve como um meio para estabelecer uma conexão com Deus e tem o intuito de atrair o amor e a proteção divina.

Para a meditação mântrica, você deve usar como guia o Japamala, um cordão que acumula energia. Tradicionalmente, ele tem 108 contas. O praticante deve segurar a primeira bolinha entre seu polegar e o dedo médio e entoar o cântico. Repita o processo até completar a volta. "Quando fui iniciado, fiz o voto de entoar o maha-mantra 1.728 vezes ao dia, o equivalente a 16 malas completos", conta Giridhari. "Mas recomendo que o iniciante foque em uma quantia específica de tempo, começando com o mínimo de 20 minutos."

Na hora da meditação, o praticante deve sentar-se sobre uma almofada com as pernas cruzadas, como um índio, ter as costas retas e os ombros relaxados. Se preferir, use uma cadeira. Seus pés devem estar firmes sobre o chão e a coluna, sem tocar o encosto. Depois, basta entoar o mantra. Você poderá repeti-lo mentalmente, sussurrando ou em alto e bom som.

### FAÇA SEU JAPAMALA

O seu cordão é algo pessoal. Por isso, depende de você se será feito com sementes, pedras ou bolinhas de madeira. Após escolher o material, pegue um pedaço de algodão encerado e encaixe as 108 contas. Não se esqueça da conta central, que marca o início e o fim do Japamala. É importante mentalizar o *maha-mantra* enquanto realiza a tarefa. Também dá para fazer cordões de 54 ou 27 contas, que são práticos para levar em aviões, metrôs e outros espaços públicos.

*Cordão de 108 contas acumula energia e serve como guia na hora de entoar o mantra sagrado repetidas vezes*

# Dança Circular Sagrada

*Meditação em movimento de maneira lúdica e terapêutica*

A Dança Circular Sagrada, também conhecida como Dança dos Povos, resgata uma tradição ancestral. Antigamente, as comunidades se reuniam em círculo para celebrar rituais de passagem, como nascimento, matrimônio, morte e outros momentos importantes da vida humana. A prática foi recuperada pelo coreógrafo alemão Bernhard Wosien em 1976, época em que ele percorreu o mundo atrás de referências de danças folclóricas com a ideia de desenvolver uma meditação que fosse mais orgânica.

Hoje, a Dança Circular Sagrada até faz parte das práticas integrativas e complementares oferecidas pelo Sistema Único de Saúde (SUS). "Sua proposta é integrar corpo, mente, emoção e espiritualidade por meio de uma atividade que alinha arte, movimento e meditação de uma maneira lúdica e terapêutica", revela Deborah Dubner, criadora do portal Dança Circular.

Embora exista uma grande gama de Danças Circulares, que reúnem diferentes gestos, movimentos e ritmos, todas seguem basicamente um mesmo processo. O focalizador (pessoa que cuida do foco da roda e ensina as danças) mostra o passo, treina com o grupo e depois todos dançam juntos. "No entanto, o aprendizado não se apoia no desempenho, no 'ter que fazer certo'. O que queremos é que cada participante traga suas qualidades e dê o melhor de si para a roda: presença, tolerância, alegria, acolhimento, apoio", explica Deborah.

Não pense, porém, que a Dança Circular seja só um divertimento. Elas é, sim, uma atividade terapêutica. "Trata-se de uma meditação em movimento, que convida a pessoa a entrar em um estado de presença profundo. A música acalma a mente, traz sentimento de pertencimento e conexão com o todo. O resultado é uma sensação de prazer e bem-estar amparada pelo silêncio interior que desperta o sentido do viver", diz Deborah. Para participar de uma aula, basta descobrir um focalizador próximo a você acessando o site dancacircular.com.br.

*Técnica desenvolvida pelo coreógrafo Bernhard Wosien em 1976 já pode ser encontrada no Sistema Único de Saúde*

## SAÚDE E UNIÃO DE MÃOS DADAS

Primeiro, aprende-se o passo, que deve ser treinado em uma roda. Depois, passa-se a dançar a música para internalizar os movimentos e liberar a mente, o corpo e o espírito. Desde que chegou ao Brasil, na década de 1990, a Dança Circular Sagrada se espalhou por escolas, parques, hospitais e até empresas. Um dos objetivos é instigar o sentimento de união em grupo. De mãos dadas, os indivíduos têm a oportunidade de aquietar suas emoções, aprimorando a concentração e a memória. No Recife (PE), a Unidade de Cuidados Integrais à Saúde (UCIS) Professor Guilherme Abath oferece encontros de Dança Circular Sagrada para prevenir e tratar doenças. As rodas são formadas por pessoas com ou sem encaminhamento médico, de todas as idades, gêneros e condições físicas.

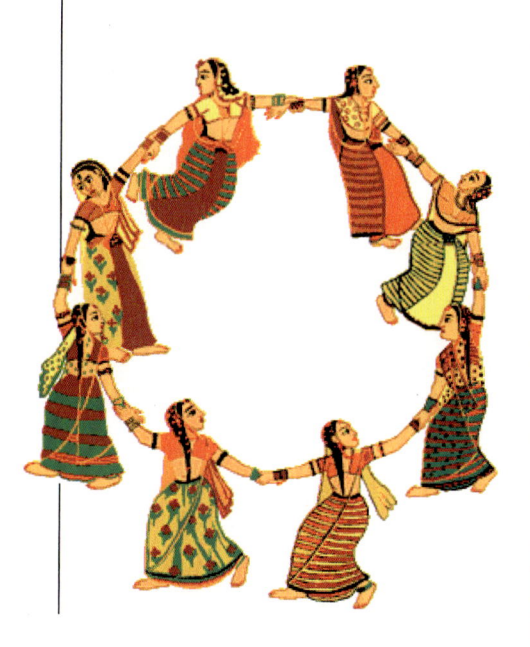

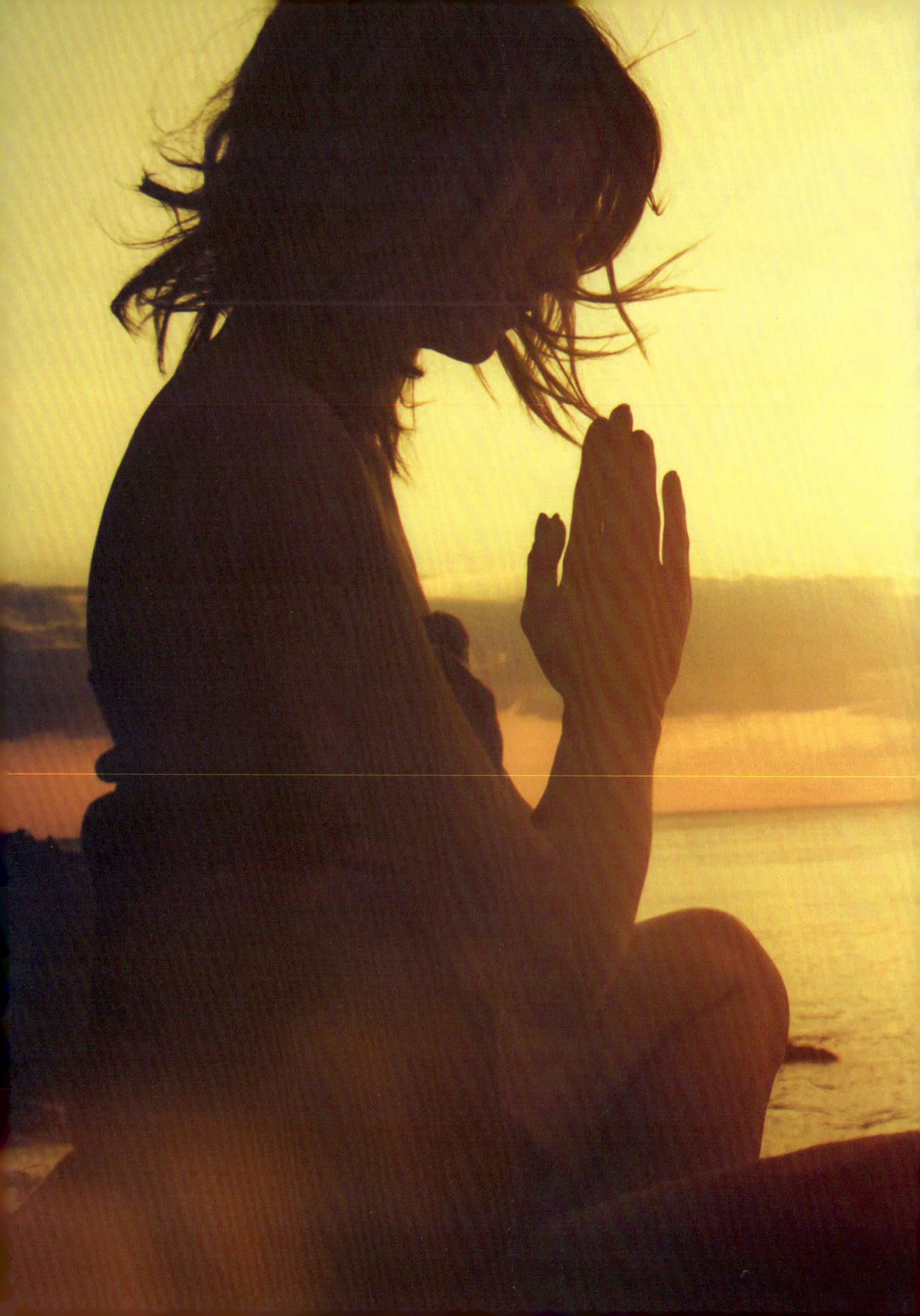

CAPÍTULO 2

# TRATAMENTO NATURAL
## *contra doenças*

Pesquisas já comprovaram a eficácia do *mindfulness* como recurso auxiliar na terapêutica de diversos sintomas e problemas de saúde. Confira os principais

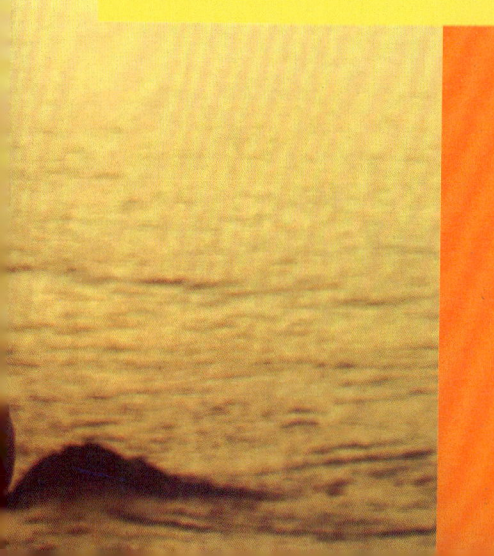

CAPÍTULO 2
## TRATAMENTO NATURAL CONTRA DOENÇAS

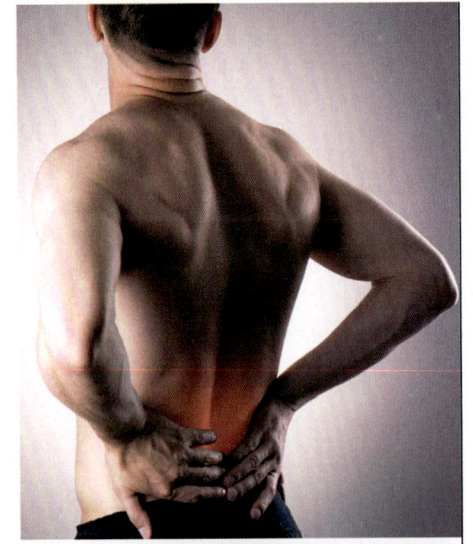

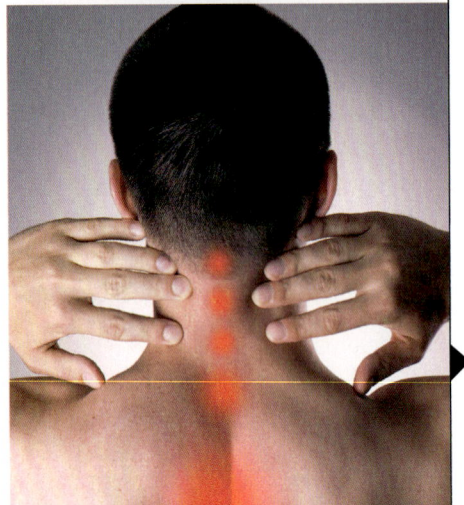

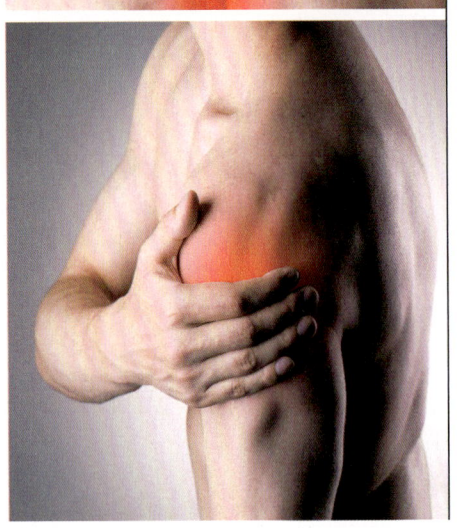

**P**ode parecer frase-clichê de livros de autoajuda, mas a ciência tem apresentado resultados cada vez mais consistentes de que a mente pode, sim, curar e prevenir uma infinidade de doenças. O cardiologista Herbert Benson, da Universidade Harvard, um dos maiores pesquisadores da meditação e do poder das crenças na promoção da saúde, chega a estimar em seu livro *Medicina Espiritual* que 60% das consultas médicas poderiam ser evitadas se as pessoas apenas usassem o pensamento para combater as tensões causadoras de complicações físicas.

No caso do *mindfulness*, estudos científicos realizados nos Estados Unidos e em vários países da Europa já demonstraram os benefícios que a atenção plena pode trazer para quem tem problemas de saúde. As indicações vão desde o auxílio no controle de transtornos psíquicos, como ansiedade, depressão e hiperatividade, até o alívio de dores crônicas e o tratamento complementar de diversas enfermidades, a exemplo do câncer, da gastrite e da fibromialgia.

O leque de benefícios cientificamente comprovados é tão grande que o Ministério da Saúde incluiu a meditação na lista de Práticas Integrativas e Complementares atendidas pelo Sistema Único de Saúde (*leia mais nas páginas 82 a 89*). Confira a seguir os principais sintomas e doenças que podem ser tratados com o auxílio da atenção plena e de outras práticas meditativas.

## COMBATA AS DORES CRÔNICAS

Uma pesquisa publicada em 1985 no *Journal of Behavioral Medicine* já mostrava a melhora na dor crônica de 90 pacientes que praticaram dez semanas de *mindfulness*. Uma das hipóteses é de que a técnica muda a relação da pessoa com a dor, o que influenciaria os sintomas físicos. "Por cima do quadro de dor, a pessoa cria sofrimentos secundários e elaborações emocionais negativas, como raiva e culpa. A atenção plena ajuda a perceber isso melhor", assinala Marcelo Demarzo, médico e professor da Universidade Federal de São Paulo (Unifesp). "Além disso, um dos efeitos colaterais do *mindfulness* é o relaxamento, que também diminui a dor", acrescenta. Pesquisas de neuroimagem em pacientes com dor crônica indicam, ainda, que áreas do cérebro responsáveis pela experiência da dor ficam menos ativas quando se pratica *mindfulness* por mais de oito semanas, todos os dias. A prática pode ser exercitada durante a rotina. Levam-se à consciência as informações extraídas por meio dos sentidos. Dessa forma, a pessoa se faz presente àquilo que está vivendo.

## IMUNIDADE FORTALECIDA

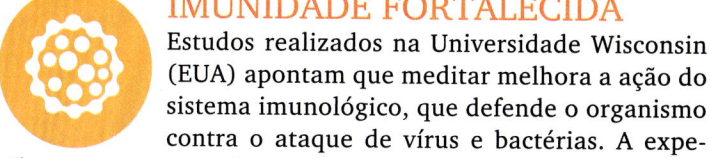

Estudos realizados na Universidade Wisconsin (EUA) apontam que meditar melhora a ação do sistema imunológico, que defende o organismo contra o ataque de vírus e bactérias. A experiência comparou dois grupos de voluntários — um constituído de pessoas que meditavam e outro que não. Primeiro constatou-se que os meditadores tiveram um aumento na atividade da área cerebral relacionada às emoções positivas. Então, ambos os grupos foram vacinados contra gripe e submetidos a exames quatro semanas e oito semanas depois. O pessoal que meditava apresentou um número bem maior de anticorpos, o que sugere que seus sistemas de defesa estavam mais ativos.

Outra investigação, realizada na Universidade da Califórnia (EUA), chegou a conclusão semelhante ao constatar que, durante a prática meditativa, a enzima telomerase (ligada ao sistema imunológico) tem sua ação intensificada. Entretanto, o responsável pelo estudo, Clifford Saron, alerta que a prática, por si só, não resolve. Seria apenas um dos mecanismos usados pelo organismo para aumentar o bem-estar do indivíduo. E é esse estado que age diretamente sobre a atividade da telomerase nas células do sistema imunológico, retardando o envelhecimento celular.

Para chegar a essa conclusão, a equipe de pesquisadores analisou 60 pessoas durante três meses. Trinta delas praticaram meditação e a outra metade, não. As taxas da telomerase se mostraram cerca de 30% mais elevadas naquelas que meditavam. Foram esses pacientes que apresentaram, ainda, um aumento nas capacidades psíquicas, como melhora na percepção de controle e atenção, além da diminuição de neuroses ou de emoções negativas.

## CRIANÇAS HIPERATIVAS

Nos anos 1970, quando a prática da meditação virou moda e começou a se espalhar pelo Ocidente impulsionada pelo movimento *hippie*, o cantor e compositor brasileiro Walter Franco cantava que tudo era uma questão de "manter a mente quieta e a espinha ereta". Hoje, estudos científicos comprovam que os versos da música *Coração Tranquilo* poderiam mesmo fazer parte de uma receita médica ou de uma atividade extracurricular disponível em instituições de ensino desde o jardim da infância. Principalmente nos tempos atuais, em que a hiperatividade tem complicado a vida e o aprendizado de muita gente que vive nas grandes metrópoles. Graças à ciência, hoje já se sabe que, com a prática da meditação, as crianças ficam mais atentas, menos impulsivas e melhoram o comportamento hiperativo.

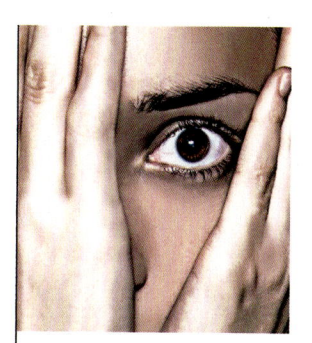

### DEFICIT DE ATENÇÃO

Só há pouco a psiquiatria ocidental reconheceu a existência do transtorno do deficit de atenção (síndrome caracterizada pela dificuldade de concentração, baixa tolerância à frustração e impulsividade), mas há milhares de anos tradições como o budismo afirmam que todos sofremos desse distúrbio com mais ou menos intensidade. Por isso, controlar a concentração é fundamental. A meditação pode ajudar exatamente nessa questão — segundo pesquisadores do Massachusetts General Hospital (MGH), Harvard Medical School e do Massachusetts Institute of Technology (MIT). Eles testaram 12 voluntários sem experiência prévia em exercícios de meditação e descobriram que a prática estimula a concentração, assim como a memória. Tais efeitos positivos podem ser resultado de um controle maior das ondas cerebrais, mais especificamente do ritmo alfa. Para eles, meditar afeta positivamente funções cerebrais básicas, e isso independe da idade do praticante.

**CAPÍTULO 2**
# TRATAMENTO NATURAL CONTRA DOENÇAS

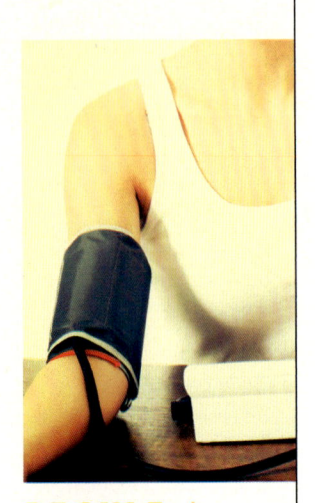

## REGULE A PRESSÃO ARTERIAL

Meditar pode ser uma alternativa para quem tem pressão alta. Segundo a American Heart Association, quando nos sentimos relaxados, os vasos sanguíneos se abrem e a pressão arterial cai. "Pouco a pouco, a prática traz a pressão para níveis mais próximos do normal", diz Roberto Cardoso, autor do livro *Medicina e Meditação – Um Médico Ensina a Meditar* (MG Editores). Já em pessoas normotensas (com pressão normal), a meditação parte da premissa básica de equilibrar o organismo, ou seja, não causa queda da pressão.

## DIABETES SOB CONTROLE

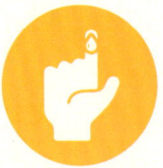

Mais de 16 milhões de brasileiros (8,1%) sofrem de diabetes e a doença mata 72 mil pessoas por ano no País, de acordo com o último relatório da Organização Mundial da Saúde (OMS). Além disso, a incidência do diabetes quase duplicou nos últimos anos, saltando de 4,7% para 8,5% na população adulta, o que reflete um aumento dos fatores de risco associados, como o excesso de peso, a obesidade e a inatividade física. Mas o que causa esse distúrbio? Segundo a American Diabetes Association, trata-se de uma doença tanto metabólica quanto emocional. Por isso, o tratamento bem-sucedido implica trabalhar com o conjunto total de "comportamentos de saúde". É aí que entra a meditação, mais especificamente o conceito do *mindful eating*.

De acordo com esse princípio, além de ajustar o que come para regular os níveis de glicose no sangue ao longo do dia, quem sofre de diabetes deve atentar também para a maneira de fazer as refeições. Isso porque certos hábitos — como comer rápido, sem realmente saborear os alimentos ou enquanto faz outras atividades — influenciam não só na absorção dos nutrientes pelo organismo, mas também na quantidade de comida ingerida. "Comer de forma consciente, por outro lado, pode ajudá-lo a ganhar comando sobre o quê, quanto e por que você come", alerta o Centro Brasileiro de Mindful Eating. Além disso, o estilo de vida estressante cria problemas na relação da maioria dos consumidores com a comida — quem, após um dia difícil, nunca pensou "preciso de um doce para compensar"?

O simples fato de praticar meditação, por sua vez, faz o organismo produzir menos hormônios relacionados ao estresse, como o cortisol, que sabidamente está ligado à gordura abdominal e ao aumento da resistência insulínica. Somado a isso, observa-se uma significativa melhora na capacidade de lidar com os desafios do dia a dia sem descontar na comida. É o que indica o estudo intitulado *Heidelberger Diabetes and Stress-Study* (HEIDIS), realizado na Alemanha. A equipe de pesquisadores concluiu que cultivar a atenção plena por meio de programas baseados em *mindfulness* impacta positivamente a hemoglobina A1C (HbA1C), medida de controle de glicose no sangue. Após um ano, os indivíduos com diabetes tipo 2 que praticaram diariamente a meditação mantiveram seu nível de HbA1C. No entanto, aqueles que não praticaram tiveram um aumento médio de quase 0,5%.

Para completar, uma pesquisa chamada *Kindness matters: a randomized controlled trial of a mindful self compassion intervention*, publicada em 2007 na revista *Alternative Therapies*, apontou queda na HbA1C de quase 0,5% entre pacientes que praticavam técnicas baseadas em *mindfulness*. Como nenhum deles havia mudado suas dietas, o nível de atividade física ou o regime de medicação durante o estudo, a redução da hemoglobina foi atribuída exclusivamente à pratica regular da meditação. E embora essa queda verificada pareça modesta, já é suficiente para reduzir o risco de complicações do diabetes.

# 5 dicas
## PARA CONTROLAR A GLICEMIA

### 1 Compreenda o seu organismo
Aceite seu corpo, que está tentando fazer o melhor possível para manter-se bem. Só assim você terá equilíbrio e disposição para fazer o que estiver ao seu alcance: comer melhor, cuidar de si, ser mais ativo e aprender a gerenciar o estresse. Cultive a vontade de ter saúde e bem-estar; deseje a si votos de pacificar seus pensamentos e sentimentos. Pode parecer autoajuda, não é? Mas os estudos demonstram que esse tipo de responsabilização compassiva ajuda mais na mudança de comportamentos alimentares do que ser muito duro consigo mesmo.

### 2 Medite
Escolha um momento do dia para sentar por alguns instantes e praticar meditação. A partir de 20 minutos ao dia, você já irá colher os benefícios metabólicos e comportamentais da prática, incluindo a diminuição dos episódios de comer por mero estresse ou ansiedade.

### 3 Cultive a atenção plena durante as refeições
Aproveite cada refeição de maneira única. Desfrute da sua alimentação saudável de verdade, livre de sentimentos de privação ou restrição. Na verdade, a dieta de uma pessoa com diabetes não tem nada de diferente daquilo que uma alimentação mais consciente preconiza: menor consumo de industrializados; açúcar como exceção e não regra; preferência a ingredientes naturais e frescos, como legumes e vegetais; moderação na quantidade ingerida de comida e de gorduras.

### 4 Mexa-se
Descubra quais são as atividades físicas que mais lhe trazem prazer e mantenha o corpo em movimento em boa parte do dia.

### 5 Mude seus hábitos já!
Prestar atenção também irá aumentar a consciência de seus padrões alimentares atuais e ajudá-lo a identificar os hábitos que você pode mudar. Com o passar do tempo, mesmo pequenas mudanças na maneira como você prepara, serve e consome suas refeições podem levar a grandes melhorias na gestão da glicemia e no controle do diabetes. Os programas de *mindfulness* para diabéticos funcionam como um suporte a mais para ajudar no manejo dessa doença, incluindo estratégias para lidar com o estresse, questões emocionais e a modificação de comportamento.

*Fonte: Centro Brasileiro de Mindful Eating*

CAPÍTULO 2
## TRATAMENTO NATURAL CONTRA DOENÇAS

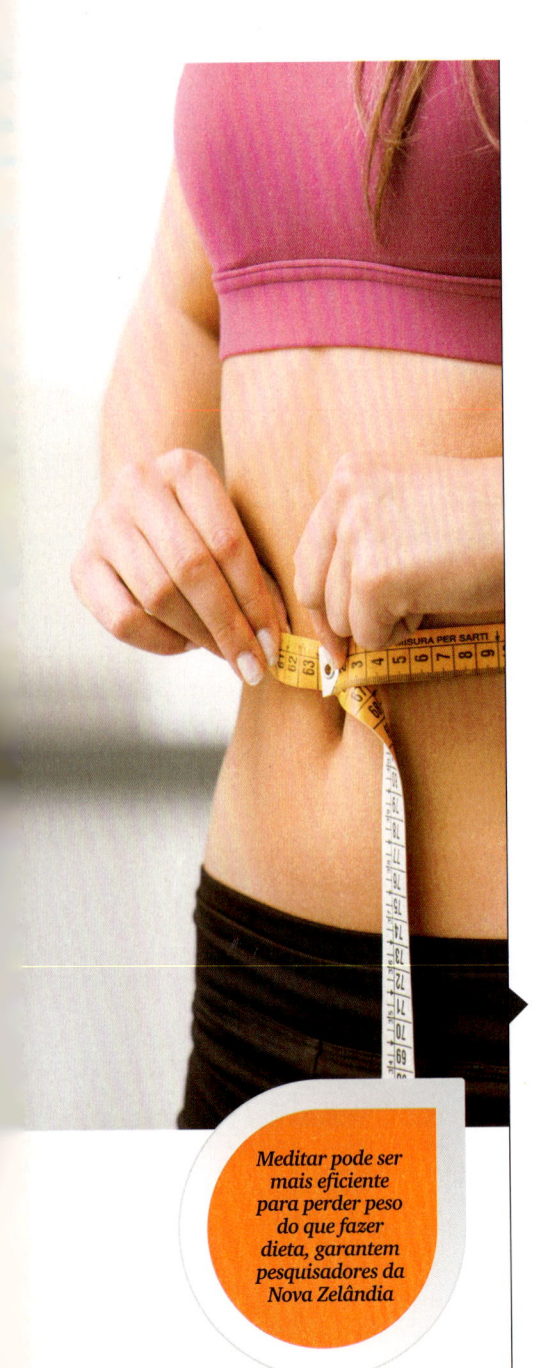

### ESTRESSE NUNCA MAIS

Pesquisadores da Universidade Johns Hopkins (EUA) analisaram centenas de estudos sobre a meditação *mindfulness* e concluíram que a prática pode ajudar a combater o estresse psicológico, além da ansiedade e da depressão. Os resultados foram publicados no *JAMA Internal Medicine*. "No estresse, sempre temos o fator desencadeante e a resposta. Por exemplo, o trânsito caótico da cidade faz o motorista ficar em estado de tensão e com raiva. A atenção plena ajuda a pessoa a identificar a emoção de antemão e evitar um comportamento inadequado", resume Marcelo Demarzo, médico e professor da Universidade Federal de São Paulo (Unifesp). "Hoje sabemos que um componente central do adoecimento é o estresse. Ele tem uma relação direta com nosso sistema imunológico. Quando vivenciamos constantemente a experiência de se sentir ameaçado, com medo, ansiedade ou com um humor deprimido, temos maior propensão a desenvolver doenças", completa.

O desempenho antiestresse da meditação, segundo estudos das universidades americanas Stanford e Columbia, acontece porque a mente aquietada inibe a produção de adrenalina e cortisol — hormônios secretados nas situações de estresse —, ao mesmo tempo que estimula no cérebro a produção de endorfina, um tranquilizante e analgésico natural tão poderoso quanto a morfina e responsável pela sensação de leveza nos momentos de alegria.

*Meditar pode ser mais eficiente para perder peso do que fazer dieta, garantem pesquisadores da Nova Zelândia*

### BYE BYE, PNEUZINHOS

Um estudo realizado pela Universidade de Otago, na Nova Zelândia, e divulgado no *American Journal of Health Promotion* constatou que meditar pode ser mais eficiente para perder peso do que fazer dieta. A pesquisa acompanhou por dois anos o progresso de 225 mulheres divididas em três grupos. Aquelas que participaram de programas que incluíam meditação e visualização positiva foram as que tiveram mais sucesso na perda de peso: uma média de 2,5 quilos. "Nós descobrimos que a intervenção mais bem-sucedida envolveu o intenso treinamento em técnicas de relaxamento, ao mesmo tempo em que equipamos as mulheres para reconhecerem e evitarem o estresse, que leva uma pessoa a comer mais", disse a coautora do estudo, Caroline Horwath. Segundo os pesquisadores, a meditação contribui para que a pessoa preste atenção nas sensações de fome e saciedade, em vez de se concentrar na perda de peso.

## REDUÇÃO DA ANSIEDADE

Cerca de 23% dos brasileiros já enfrentaram ou ainda vão enfrentar algum transtorno de ansiedade na vida. É o que afirma o psiquiatra Márcio Bernik, coordenador do Ambulatório de Ansiedade (Amban) do Hospital das Clínicas da Faculdade de Medicina da Universidade de São Paulo (FMUSP). A solução para diminuir essa estatística pode estar na meditação. Uma revisão da literatura feita pela Universidade de Nova York (EUA) encontrou diversos estudos que associaram a prática do *mindfulness* à redução da ansiedade. A explicação é simples: sintomas de preocupação tendem a diminuir quando a mente passa a focar a atenção nos pensamentos do presente.

Isso ajudaria também no controle das emoções em geral. "Pode acontecer de a pessoa ter mais sensibilidade àqueles fatores de estresse que desencadeiam a ansiedade, intensificando os sintomas dela. O *mindfulness* ajuda a identificar esses fatores e a trabalhar a resposta dada a cada um deles", assinala o médico Marcelo Demarzo, coordenador do Mente Aberta e professor da Unifesp.

Segundo o médico Roberto Cardoso, fundador do Núcleo de Medicina e Práticas Integrativas da Unifesp, a meditação é um exercício de relaxamento da lógica. A técnica consiste em ocupar a mente para que ela não nos leve a uma constante corrente de pensamento. Isso ajuda a acalmar o cérebro, favorecendo o equilíbrio entre os sistemas nervoso, endócrino e imunológico. Um estudo da Universidade Harvard (EUA) aponta que, com a prática, o organismo consome 17% menos oxigênio, o ritmo cardíaco diminui e as ondas cerebrais alcançam o ritmo mais lento. Por isso, o meditador experimenta a sensação de 'expansão' e 'transcendência'. Para alcançar esse estágio, entretanto, é preciso ter regularidade e continuidade na prática. "Meditar uma ou duas vezes por semana só lhe trará os benefícios de qualquer outro tipo de relaxamento", alerta Cardoso.

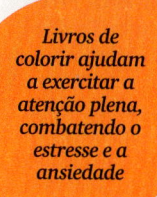

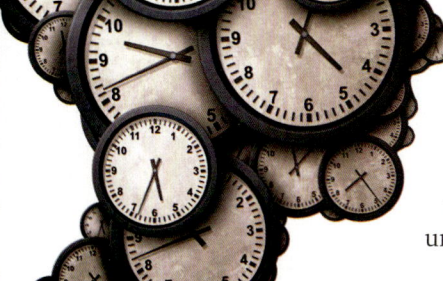

*Livros de colorir ajudam a exercitar a atenção plena, combatendo o estresse e a ansiedade*

CAPÍTULO 2
## TRATAMENTO NATURAL CONTRA DOENÇAS

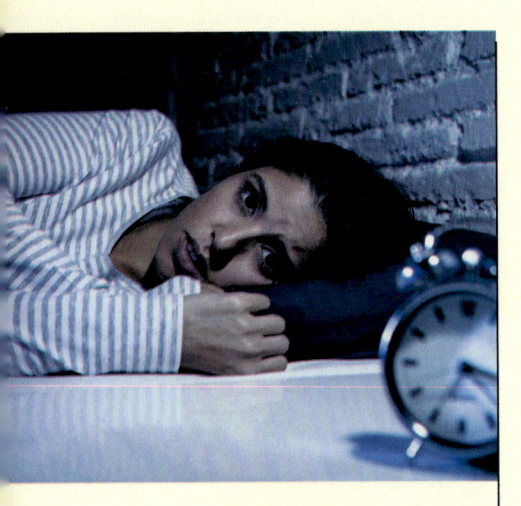

### FIM DA INSÔNIA

Um estudo liderado pelos departamentos de Psicobiologia e de Medicina Preventiva da Universidade Federal de São Paulo (Unifesp) com mulheres que usam medicamentos para dormir revelou que o *mindfulness* tem efeitos positivos no combate à insônia. Após dois meses, 75% das mulheres que meditaram conseguiram abandonar a medicação. As outras 25% reduziram os remédios para um quarto. "Quem sofre de insônia tenta resolver situações e problemas dentro da cabeça por muito tempo. Fica inquieto e busca atividades para se distrair mesmo durante a madrugada", relata o psicólogo Vitor Friary. "Apesar de não objetivar o relaxamento, ele acontece com o *mindfulness* e é um dos componentes para o sono", explica Marcelo Demarzo, médico e professor da Unifesp.

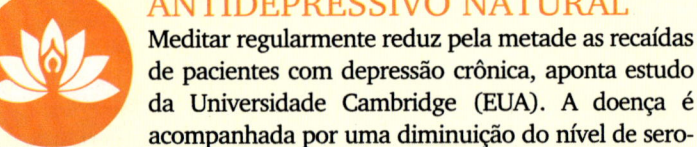

### ANTIDEPRESSIVO NATURAL

Meditar regularmente reduz pela metade as recaídas de pacientes com depressão crônica, aponta estudo da Universidade Cambridge (EUA). A doença é acompanhada por uma diminuição do nível de serotonina no cérebro, processo geralmente revertido com o uso de medicamentos, como o Prozac. A meditação aumenta a produção desse neurotransmissor, funcionando como um antidepressivo natural.

Outra pesquisa, realizada no Centro de Dependência e Saúde Mental (Canadá), apontou que a terapia cognitiva, baseada no conceito do *mindfulness*, tem a mesma eficácia para evitar recaídas da depressão que os medicamentos antidepressivos tradicionais. Os participantes, diagnosticados com transtorno depressivo grave, foram tratados com remédios até a diminuição dos sintomas e submetidos a três condutas médicas: abandonar os antidepressivos e começar a meditar; abandonar a medicação e receber um placebo ou continuar com os medicamentos. Os escalados para a prática da atenção plena participaram de oito sessões semanais em grupo e se comprometeram a meditar diariamente em casa. Após 18 meses, foram realizadas avaliações clínicas a intervalos regulares em todos os grupos e constatou-se que as taxas de recaída para os que praticaram *mindfulness* foram as mesmas registradas entre aqueles que continuaram a receber antidepressivos — ambos na faixa de 30%. Os pacientes que receberam placebo recaíram em uma taxa de 70%.

Outra pesquisa, realizada pela Universidade de Oxford (Reino Unido), também mostrou que a combinação de atenção plena com terapia comportamental é tão eficaz quanto remédios para evitar recaídas em pacientes depressivos. "O praticante de *mindfulness* cria habilidades para identificar quando seu piloto automático, rígido, tenso e negativo, torna-se ativo no dia a dia. Ele fica apto para parar nesses momentos, em vez de reagir às dificuldades de modo a reforçar seus sintomas de depressão: tristeza, pensamentos negativos acerca de si mesmo e sobre o futuro", lista o psicólogo Vitor Friary. "Quanto mais a pessoa pratica, mais ela percebe que nem sempre o que a sua mente lhe diz é verdade", complementa. Para Demarzo, a técnica ajuda a parar a chamada 'espiral depressiva'. "Por exemplo, a pessoa briga no trabalho e fica remoendo a situação, ruminando os pensamentos. Isso se intensifica, gera cansaço e pode chegar à depressão. Com o *mindfulness*, é possível sair disso, dar um passo atrás", conclui.

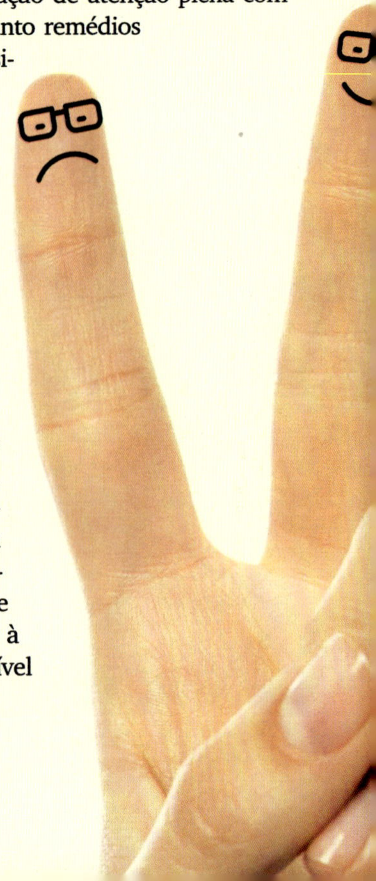

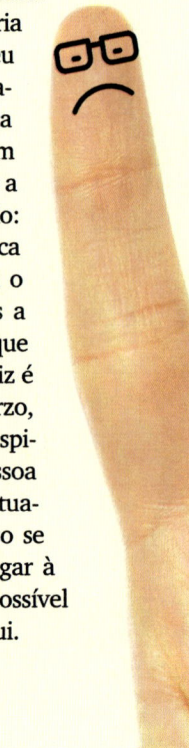

*Prática da atenção plena é tão eficaz quanto remédios para evitar recaídas em pacientes com depressão*

### MEMÓRIA NOS TRINQUES

Uma pesquisa da Universidade da Califórnia (EUA), publicada em 2010, concluiu que a prática do *mindfulness* ativa áreas cerebrais localizadas no córtex pré-frontal, responsáveis pela memória. "Foi possível notar essas alterações em exames de neuroimagem e ressonância magnética", conta Vitor Friary, psicólogo e diretor do Centro de Mindfulness e Redução de Estresse do Rio de Janeiro (RJ).

Outra explicação é que a perda de memória pode ter várias causas, sendo a falta de atenção uma delas. "Quando eu treino a atenção e a concentração, eu melhoro a memória. Para eu me lembrar de algo, preciso estar atento", exemplifica Marcelo Demarzo, médico e professor da Universidade Federal de São Paulo (Unifesp).

*Exames de neuroimagem mostram que o mindfulness ativa áreas do córtex responsáveis pela memória*

## POLICIAIS NO COMANDO DAS PRÓPRIAS EMOÇÕES

Desde agosto de 2016, policiais militares e da Guarda Civil Metropolitana de São Paulo participam de um programa de atenção plena na sede do Centro Brasileiro de Mindfulness e Promoção da Saúde, conhecido como Mente Aberta. Eles passam por uma avaliação antes, ao término e também seis meses após as sessões de meditação. A ideia é que a prática os ajude a controlar a ansiedade, o estresse e emoções como a raiva, além de prevenir a Síndrome de Burnout (esgotamento físico e mental decorrente da profissão). Recentemente, a técnica foi inserida na relação de Práticas Integrativas e Complementares do SUS para prestar assistência também a pacientes, de todas as idades, encaminhados por profissionais das Unidades Básicas de Saúde (UBSs).

CAPÍTULO 2
# TRATAMENTO NATURAL CONTRA DOENÇAS

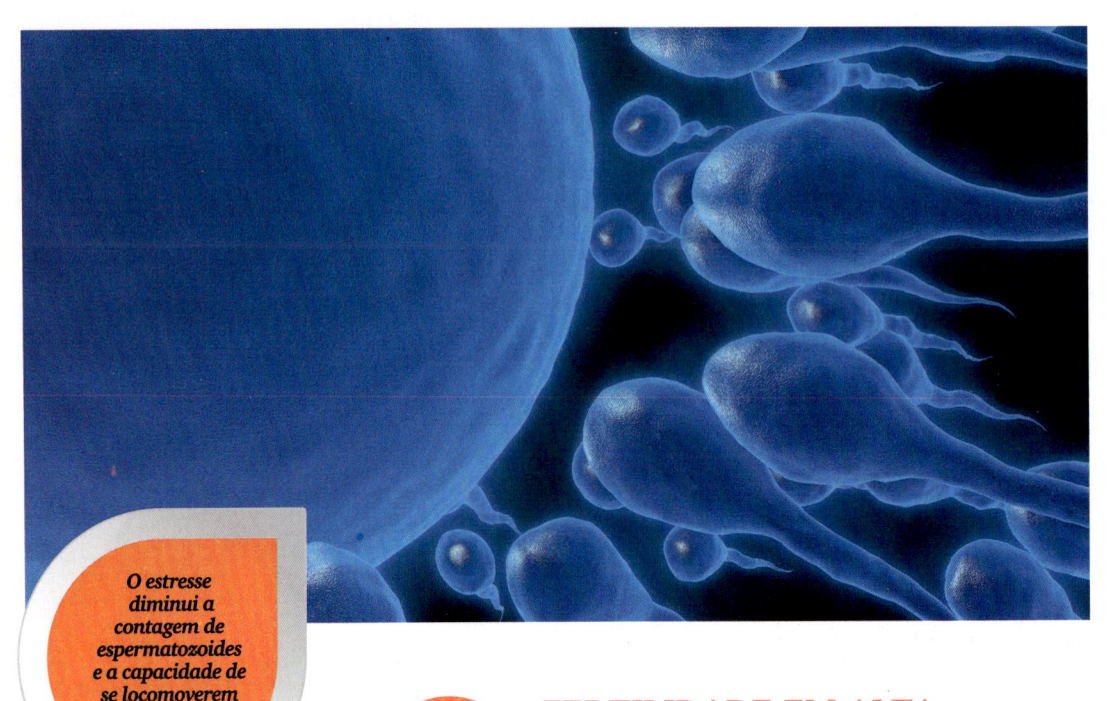

*O estresse diminui a contagem de espermatozoides e a capacidade de se locomoverem até o óvulo*

### FERTILIDADE EM ALTA
A prática meditativa ajuda tanto homens quanto mulheres a realizar o sonho de ter filhos. Isso porque o estresse é um dos grandes fatores causadores da infertilidade em pessoas com idade propícia para formar família. Um estudo da Universidade de Western, na Austrália, apontou que as mulheres são mais propensas a conceber durante os períodos em que estão mais relaxadas.

No que diz respeito aos homens, uma outra pesquisa, realizada pela Universidade Trakya, na Turquia, constatou que o estresse reduz a contagem de espermatozoides e a motilidade, sugerindo que a adoção de um estilo de vida mais tranquilo e de práticas que ajudam a sossegar a mente, como a meditação, podem ser, de fato, eficazes no sentido de aumentar a fertilidade masculina.

*Meditação melhora os sintomas da psoríase, além de prevenir doenças cardíacas, asmas e artrites*

### DOS OSSOS À PELE
O estresse também leva vários tecidos e órgãos à inflamação, um estado associado a doenças cardíacas, artrite, asma e problemas de pele, como a psoríase, afirmam pesquisadores da Emory University (EUA). A boa notícia é que a prática meditativa pode ajudar a prevenir e a tratar esses sintomas, desligando a resposta do organismo ao estresse. Um estudo da Universidade McGill, no Canadá, por exemplo, mostrou que a meditação melhora clinicamente os sintomas da psoríase (doença que faz as células da pele se acumularem, formando escamas e manchas secas que causam coceira).

## ALÍVIO CONTRA O CÂNCER

Pacientes com câncer podem se beneficiar da técnica do *mindfulness*, segundo a Sociedade de Oncologia Integrativa americana. Ela auxilia nos sintomas e efeitos colaterais da doença, principalmente das mulheres diagnosticadas com câncer de mama. Essas diretrizes são baseadas no alívio da ansiedade, do estresse, da fadiga, do humor geral e de distúrbios do sono, melhorando a qualidade de vida.

Em abril de 2016, durante um encontro da Associação Americana de Urologia, também foi anunciado que a meditação pode ajudar a conter o câncer de próstata. E alguns pesquisadores relataram que mulheres com câncer de mama que passaram a meditar tiveram elevação no nível de células imunológicas que combatem tumores.

Essas descobertas, no entanto, estão longe de alcançar a unanimidade entre os cientistas. Mesmo um entusiasta da técnica, como o cardiologista Herbert Benson, autor do livro *Medicina Espiritual,* não descarta os tratamentos ocidentais tradicionais. Para ele, a saúde e a longevidade serão, cada vez mais, resultado de um tripé formado por remédios, cirurgias e cuidados pessoais, incluindo-se aqui a meditação.

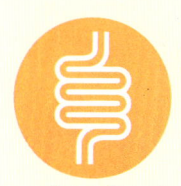

## DE BEM COM O INTESTINO

Quando os pacientes que sofrem de síndrome do intestino irritável iniciam a prática da meditação duas vezes ao dia, os seus sintomas de dor, diarreia, inchaço e prisão de ventre melhoram significativamente. A meditação foi tão eficaz que os pesquisadores da State University of New York (EUA) a recomendam como um tratamento eficaz.

## ALENTO PARA A FIBROMIALGIA

A meditação é um recurso excelente para quem sofre de fibromialgia, pois ela relaxa o corpo e a mente, fazendo com que aconteça um alívio significativo dos sintomas. Em um estudo clínico controlado pela British Psychological Society, no Reino Unido, avaliou-se a efetividade de um programa de oito semanas de *mindfulness* em 74 pacientes diagnosticados com fibromialgia. Eles foram comparados, ao longo de seis meses, com outros pacientes que haviam sido encaminhados a um grupo de controle (Teoria Comportamental para Grupos). As avaliações constataram que aqueles que se submeteram ao exercício da atenção plena tiveram melhora significativa e sustentada em longo prazo no que diz respeito à percepção da dor, qualidade do sono, desconfortos, desapego ao "eu" e engajamento cívico (tempo gasto em atividades comunitárias e voluntárias).

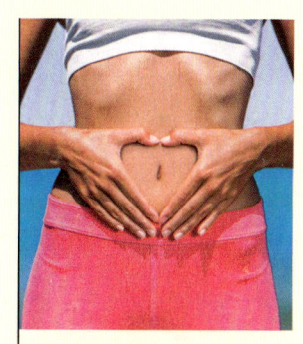

### ADEUS, QUEIMAÇÃO!

Que o estresse não faz bem a ninguém, todo mundo sabe. Ele é um dos grandes responsáveis pelo incômodo no estômago por provocar o aumento da secreção ácida, que causa gastrites e úlceras. A solução? Tentar levar uma vida mais tranquila e não se deixar consumir por sentimentos ruins, como ansiedade, raiva e remorso. Uma tática que pode ajudar nisso é a meditação. "A técnica promove uma mudança nas ondas cerebrais que propicia a liberação de hormônios como a serotonina, trazendo sensações de bem-estar e felicidade", conta Rodrigo Lima, médico de família e diretor da Sociedade Brasileira de Medicina de Família e Comunidade (RJ).

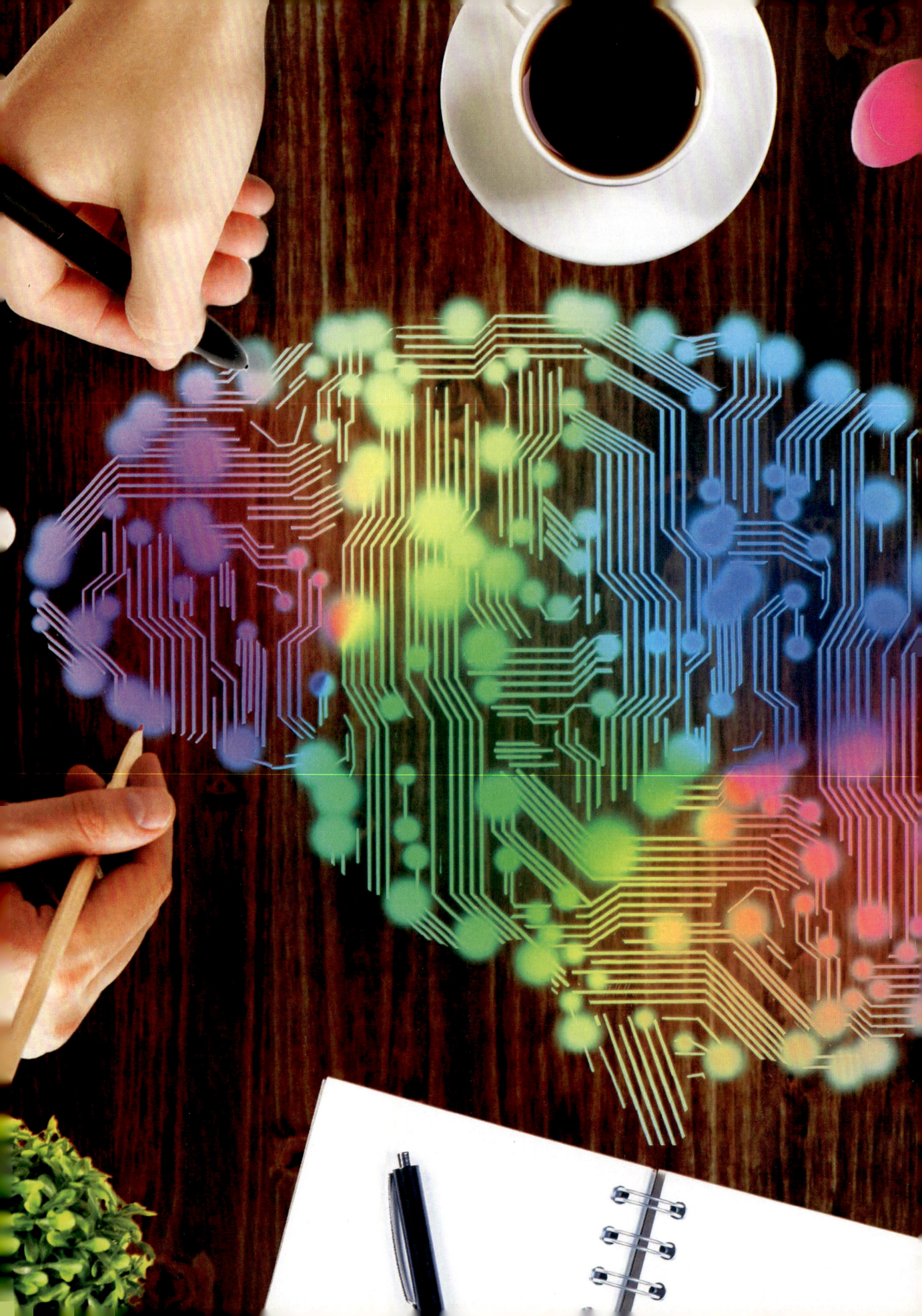

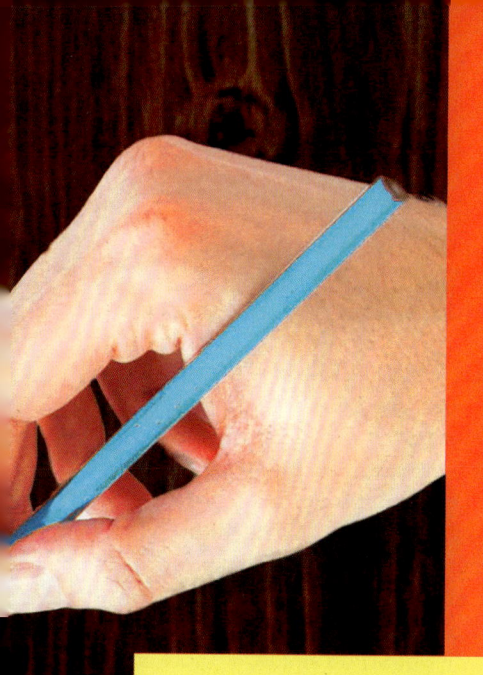

CAPÍTULO 3

# PRATIQUE NO SEU
## *dia a dia*

Você pode estar na cama, no trabalho ou parado no trânsito. Não importa. Basta usar a técnica do mindfulness para exercitar a atenção plena onde estiver

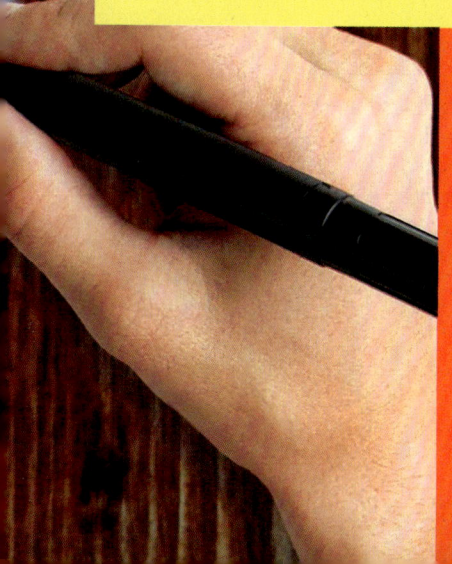

### CAPÍTULO 3
### PRATIQUE NO SEU DIA A DIA

# Apenas respire...

Na meditação *mindfulness*, o foco primário é a respiração. Portanto, no dia a dia, você pode coordená-la com outra atividade que esteja desenvolvendo. Isso trará um ritmo fluido ao movimento em questão, fazendo com que você foque na atividade completamente. Vale desde lavar louça até a hora de tomar banho — o importante é voltar a mente ao momento presente.

A técnica a seguir usa como âncora a própria respiração. É segura e simples. Deve ser feita em local silencioso, mas não após refeições pesadas. Importante: a prática não substitui os tratamentos médicos e de outros profissionais da saúde, e não é indicada a pacientes em fase aguda de qualquer condição clínica ou com risco de crise dissociativa (transtornos de personalidade, esquizofrenia etc.), a não ser que estejam em programas específicos com supervisão de um profissional.

*Pode-se praticar a respiração durante qualquer atividade do cotidiano, como ao lavar louça ou tomar banho*

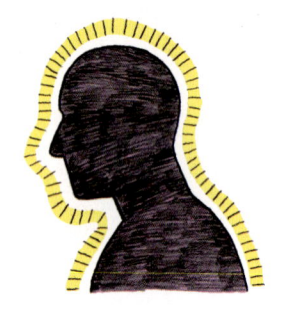

### 1º PASSO
Adote uma posição confortável, sentado ou deitado, e deixe o corpo se estabilizar. Faça uma ou duas respirações profundas para trazer a atenção para si e comece a observar as sensações do corpo naquele momento (contato com o chão ou cadeira, temperatura da pele, desconfortos etc.).

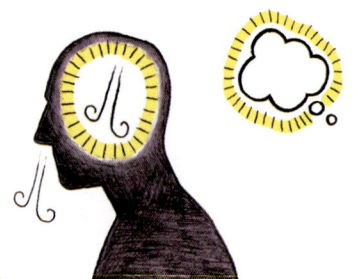

### 2º PASSO
Comece a trazer a atenção e a observação para os movimentos do corpo durante a respiração (do tórax e do abdome na inspiração e expiração do ar; ou ainda a sensação do ar entrando e saindo pelas narinas). Siga o fluxo natural da respiração, sem tentar alterá-lo.

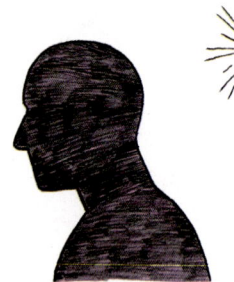

### 3º PASSO
Se alguma distração, pensamento, sensação ou preocupação vier à tona, simplesmente perceba e deixe passar, sem se prender ou julgar, voltando-se para a respiração. Mantenha a observação da respiração como âncora da atenção e da mente no instante presente, momento a momento.

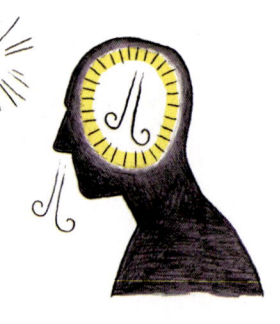

### 4º PASSO
Antes de encerrar a sessão, traga a atenção e a observação às sensações em todo o corpo naquele momento. Termine a prática lenta e gradualmente.

# Aromas
## PARA INSPIRAR

A aromaterapia — vertente da fitoterapia que explora os cheiros de óleos essenciais extraídos de flores e plantas — pode ser uma grande auxiliar da prática meditativa, contribuindo para o processo de introspecção, relaxamento e concentração. Quando utilizados juntos, os aromas e a meditação potencializam os efeitos um do outro. O óleo essencial pode ser usado em um difusor de ambiente, em velas, no colar aromático, inalador, aplicado na pele ou em um pedaço de tecido. Assim como há diferentes formas de meditação, no entanto, também há essências para cada propósito. Confira abaixo as propriedades terapêuticas de algumas delas e escolha a que melhor se adapta às suas necessidades:

- **Olíbano (*Boswellia carterii*)**
É usado desde a antiguidade para promover a introspecção e o relaxamento do corpo e da mente, ajudando bastante quem não consegue ficar quieto na hora da meditação. Também tem o poder de despertar para um propósito espiritual.

- **Breu Branco (*Protium heptaphyllum*)**
Favorece a memória e a concentração.

- **Mirra (*Commiphora myrrha*)**
Muito conhecido na Antiguidade, é utilizado até hoje em cerimônias religiosas e nos incensos.

- **Sálvia (*Salvia sclarea*)**
Ajuda a levantar o ânimo, aliviar o estresse e elevar o espírito a um estado de consciência mais amplo.

- **Neroli (*Citrus aurantium var. amara*)**
Favorece a segurança, aceitação e autoconfiança.

- **Rosa (*Rosa damascena*)**
Considerada a Rainha das Flores, a rosa estimula o amor incondicional, próprio do nível mais avançado de *mindfulness*: a compaixão.

- **Limão (*Citrus lemon*), gengibre (*Zingiber officinale*) e alecrim (*Rosmarinus officinalis*)**
Ajudam a diminuir a ansiedade e focar a atenção nos afazeres da vida cotidiana.

- **Hortelã-pimenta (*Mentha piperita*)**
Auxilia na dificuldade inicial de respirar corretamente ao meditar. Promove uma vasodilatação que amplia a respiração e relaxa a musculatura.

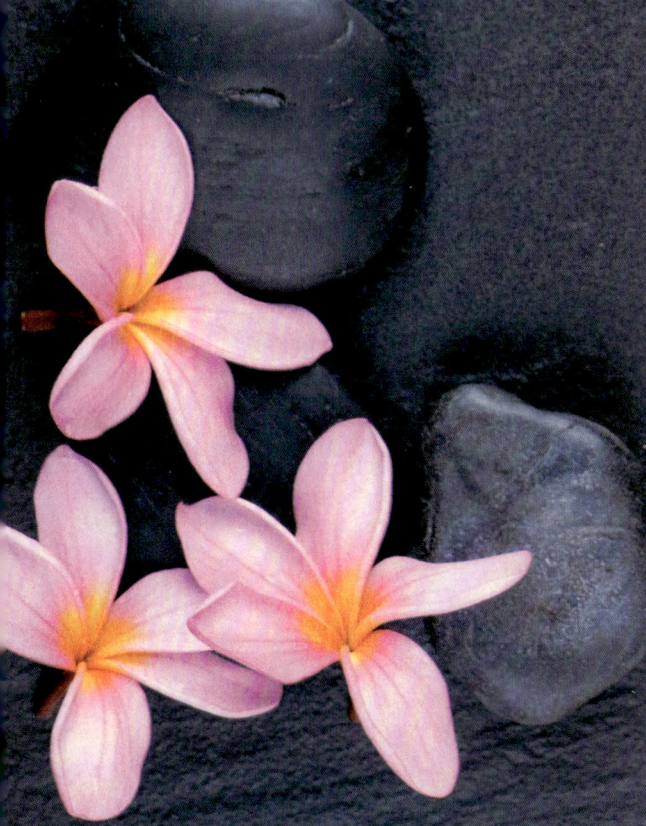

CAPÍTULO 3
PRATIQUE NO
SEU DIA A DIA

COTIDIANO

# SAIA DO PILOTO AUTOMÁTICO *agora!*

*Quer meditar no cotidiano? Saiba que não é preciso sentar em posição de lótus para entrar num estado profundo de atenção e relaxamento. Listamos algumas atividades que ajudam a ter paz em qualquer lugar*

Esqueça aquele estereótipo de incenso e música calma para meditar. As técnicas são inúmeras. Pode-se praticar meditação de olhos abertos, observando imagens, usando algum mantra ou mesmo em silêncio. No caso da atenção plena, então, esse leque de opções é ainda maior, pois ele pode — e deve — ser exercitado em qualquer situação do cotidiano, levando à consciência as informações extraídas por meio dos cinco sentidos. "Basta focar a mente na respiração e esvaziar a atenção ao redor. Em pouco tempo você será capaz de fazê-lo em casa, no trabalho, no ônibus ou na praça", explica o neurologista Martin Portner, mestre em neurociência pela Universidade de Oxford (Reino Unido) e especialista em *mindfulness*. Confira abaixo e nas próximas páginas algumas dicas valiosas para meditar no dia a dia e ter uma vida mais plena em todos os sentidos.

## POR MEIO DAS EMOÇÕES

Quando temos um sentimento de alegria e bem-estar, mentalizá-lo pode ser o primeiro passo para prolongar essa sensação. Guarde a emoção em seu interior, reflita sobre o que realmente lhe fez se sentir bem e, em alguma outra ocasião em que estiver triste, lembre-se desses pequenos momentos e sorria.

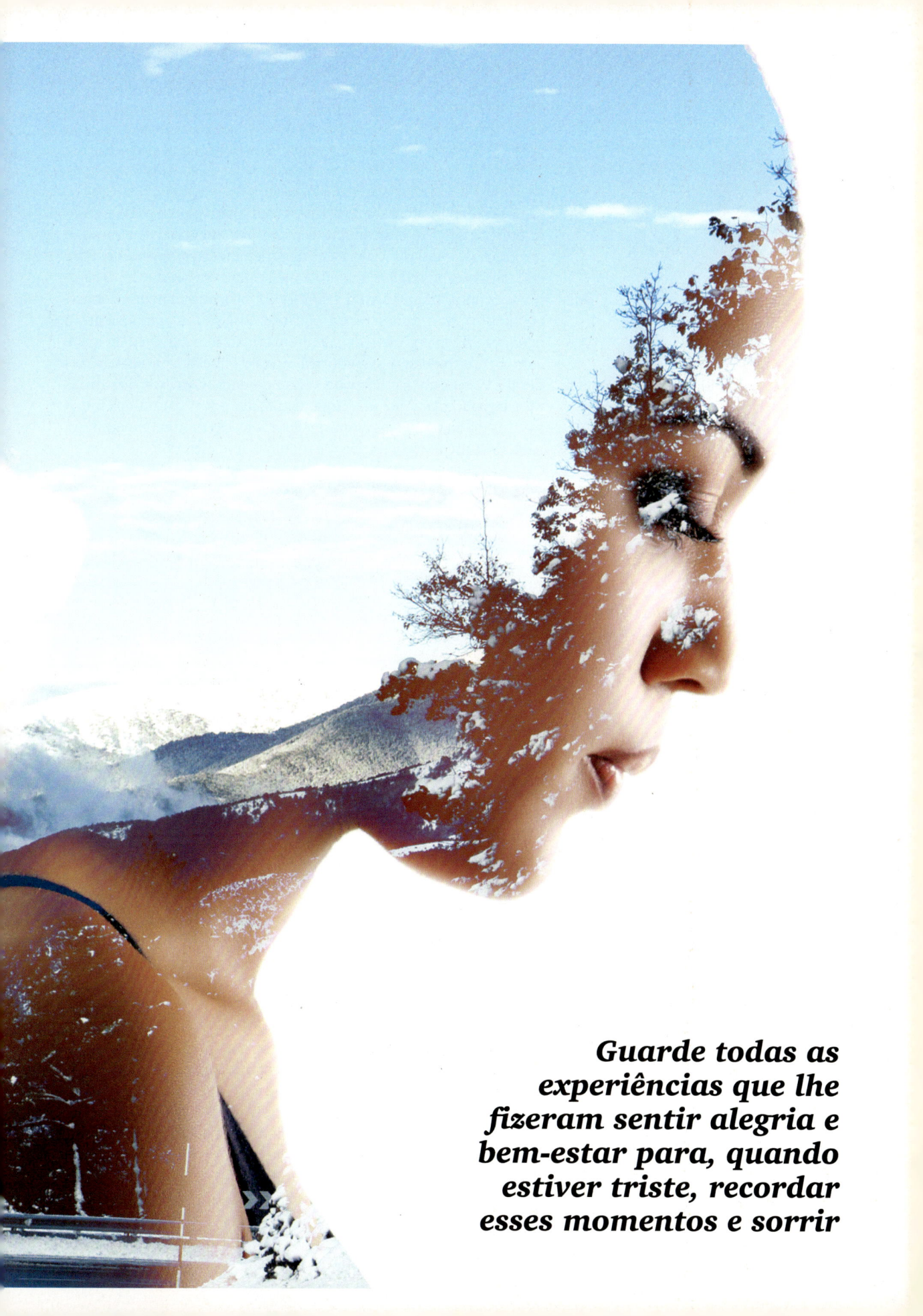

*Guarde todas as experiências que lhe fizeram sentir alegria e bem-estar para, quando estiver triste, recordar esses momentos e sorrir*

**CAPÍTULO 3**
# PRATIQUE NO SEU DIA A DIA

COTIDIANO

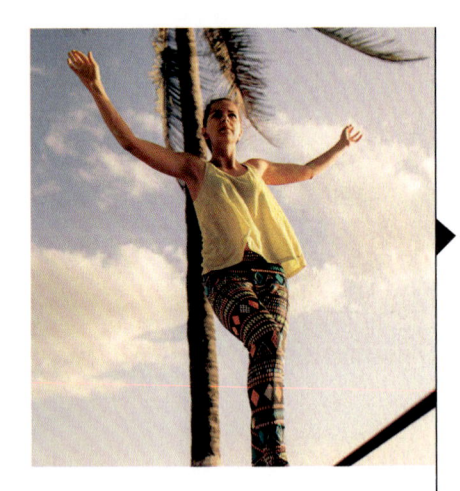

*Pode-se meditar caminhando ou mesmo durante a prática de determinadas atividades físicas, como slackline, balé e dança circular*

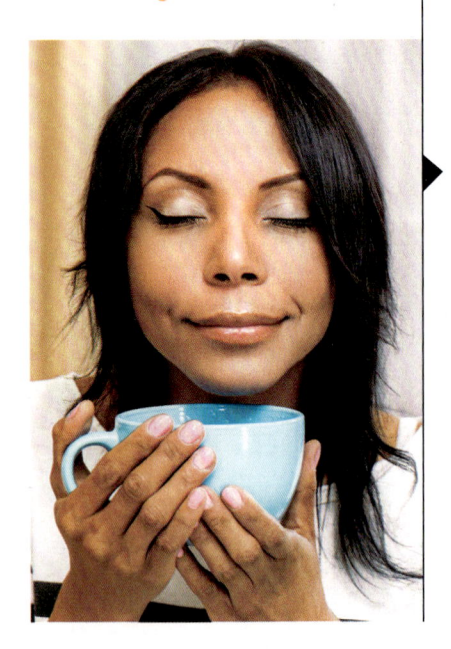

### ● AO SE EXERCITAR

É possível praticar o *mindfulness* caminhando ou mesmo durante outros exercícios físicos. Basta manter-se atento ao seu corpo, à respiração e a todas as sensações que o momento proporciona. Fora isso, algumas atividades ajudam a melhorar a concentração. O ioga, por exemplo, trabalha com respiração, foco, relaxamento, força e equilíbrio. Tudo junto! Outra opção é o *slackline*, que exercita o equilíbrio físico por meio de postura e força muscular, e ainda mexe com a parte mental, por intermédio da respiração, consciência corporal e concentração. E se você gosta de dançar, invista suas fichas na dança circular (que já é uma meditação por si só) ou nos movimentos do balé, que melhoram a coordenação motora e a atenção, além de aumentarem o controle mental sobre o corpo.

## NO PARQUE

Escolha uma área ao ar livre, mantenha os olhos abertos, mas sem focar em nada particular. Respire e caminhe lentamente, prestando atenção em cada movimento do seu corpo. A prática ajudará sua mente a se acostumar com esse estado mais tranquilo e, com o tempo, os pensamentos externos deixarão de invadir esse momento de introspecção.

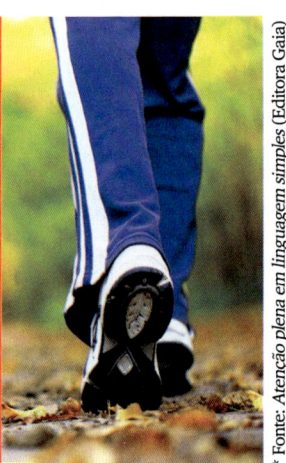

*Fonte: Atenção plena em linguagem simples (Editora Gaia)

### ● NA HORA DO CHÁ

Ao sentar-se à mesa para desfrutar de uma xícara de chá, há muito o que se perceber no corpo. Note a forma como está sentado, o movimento necessário para cada gole, preste atenção ao sabor. Aos poucos, você prestará atenção ao processo todo e se desligará do mundo exterior. Isso também vale para qualquer refeição (*leia mais nas páginas 60 a 67*).

### ● PRATICANDO IOGA

Quando nosso corpo executa certas posturas em um determinado ritmo, a mente entra em um estado meditativo. Mas, para tanto, é necessário acertar a medida e o tempo de cada movimento, como explica o terapeuta Alexandre Lopes, da Arte de Viver (SP): "É preciso buscar um equilíbrio. Sentir-se ativo ou cansado demais durante o processo influenciará na meditação. O ideal é balancear ambos para meditar corretamente por meio do físico, como no ioga". A respiração (*pranayama*) completa o serviço.

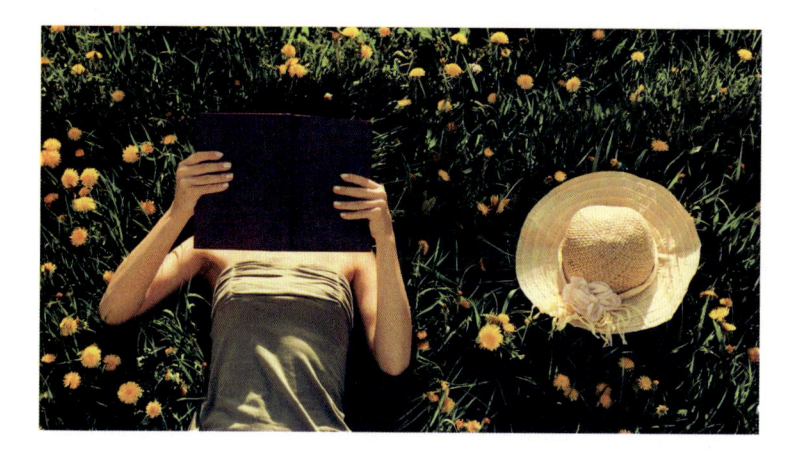

### ● POR MEIO DO INTELECTO

Quando você vai ao museu ou lê um livro que mexe com o seu inconsciente, algo dentro de você é estimulado, como se um gatilho fosse acionado; uma experiência única. "É impossível sair de uma sensação como esta e gritar com alguém, porque o contexto de vida muda imediatamente quando você se torna consciente da magnitude do todo", explica Alexandre Lopes, terapeuta da Arte de Viver (SP). Além disso, ler um livro agradável antes de dormir tira a mente de um estado "ruminativo", ajudando a relaxar e ter uma boa noite de sono.

### ● PRAZERES SENSORIAIS

Por meio da visão, audição, do paladar, tato e olfato, é possível manter uma conexão com o mundo externo. Quando nadamos ou comemos algo saboroso, por exemplo, alinhamos um estado de espírito entre o toque ou o paladar e a ação. Consequentemente, se conseguirmos transcender este sentido, teremos um estado de meditação profundo.

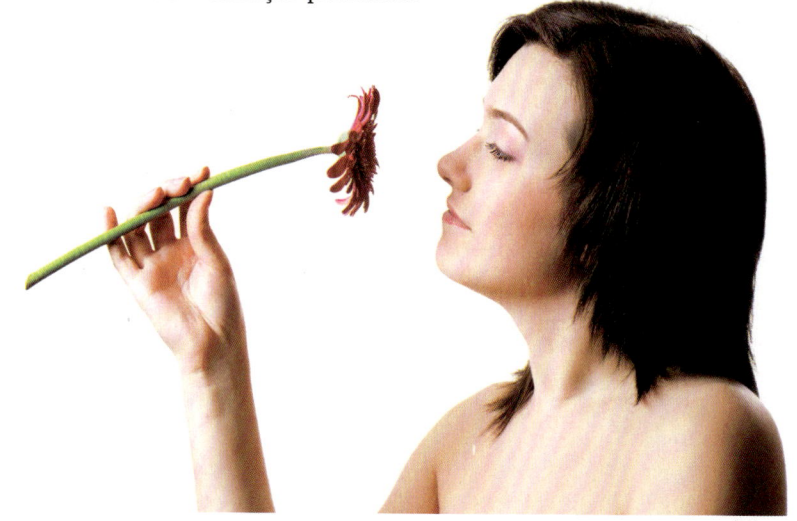

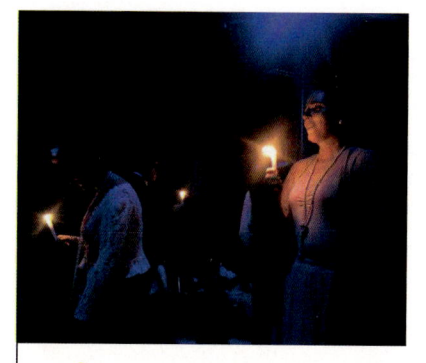

### MÚSICA NO ESCURO

Famosa pelo agito noturno e por sua vida cultural intensa, a capital paulista vira palco de um espetáculo diferente na última quinta-feira de cada mês. Em vez de buzinas, batidas eletrônicas, shows que reúnem multidões em grandes estádios ou o intermitente tilintar de copos nos restaurantes e barzinhos da cidade que nunca dorme, a plateia é convidada a passar uma hora e meia sem celular, à meia-luz, para aprender uma prática de meditação e, depois, cantar no escuro com os seresteiros do grupo Trovadores Urbanos.

De acordo com os organizadores do evento, realizado no Armazém da Cidade, a música no escuro é uma experiência de convivência que provoca inspiração por meio dos sons. A plateia fica mais atenta ao show de arte devido aos exercícios de concentração e respiração. Aos poucos, começa-se a perceber as melodias e letras de uma maneira diferente.

Em cada edição, a atividade meditativa é orientada por um convidado especial. A abertura da temporada 2017, por exemplo, contou com a participação da Monja Coen, e a apresentação de maio teve técnicas ministradas pela jornalista e terapeuta Mirna Grzich, que criou o programa Música da Nova Era, lançou o aplicativo *Medita* e produziu centenas de CDs e publicações sobre meditação. De quebra, o repertório selecionado pelos seresteiros traz canções que navegam pela memória afetiva. O resultado é uma experiência sensorial única, na qual os espectadores saem do excesso do pensar e experimentam o sentir.

CAPÍTULO 3
PRATIQUE NO
SEU DIA A DIA

SILÊNCIO

# A VOZ DO *silêncio*

*A conversa do outro, buzinas, o eterno ruído da cidade... Estímulos não faltam para a nossa mente se manter alerta. Em meio a esse turbilhão, saber calar e ouvir o seu interior ajuda a arejar as ideias e encontrar o próprio eixo*

O ano era 1952. John Cage, um compositor norte-americano, sobe ao palco, senta-se ao piano e liga um cronômetro. Durante intermináveis quatro minutos e 33 segundos, ele não executa uma nota, e apenas o ruído da sala e do público — sons usualmente imperceptíveis durante a execução de uma música — podem ser ouvidos na gravação. O resultado é a sua obra mais famosa, intitulada 4'33", que foi executada por tantas outras vezes.

Cage quis fazer entender que a música é muito mais do que ruído e que o silêncio é fundamental para a criação. Se pensarmos na nossa mente, a função é a mesma: é no silêncio que o cérebro encontra caminhos para organizar as nossas ideias. "O 'som' do silêncio pode ser poderoso e libertador", atenta Bruna Rodrigues Monte Christo, da equipe de psiquiatria do Hospital Norte D'Or (RJ).

Pesquisadores da Sociedade Brasileira de Neurocirurgia (SBN) utilizaram a ressonância magnética para comprovar os efeitos benéficos do silenciar. A observação de pacientes em silêncio, focados na concentração e sem pensar nada, demonstrou um aumento do córtex cerebral, o que melhora, principalmente, as funções do hipocampo, que está diretamente envolvido com a aprendizagem, a memória e a emoção. Há ainda uma diminuição dos neurônios na região da amígdala cerebral, que está ligada à ansiedade e ao estresse.

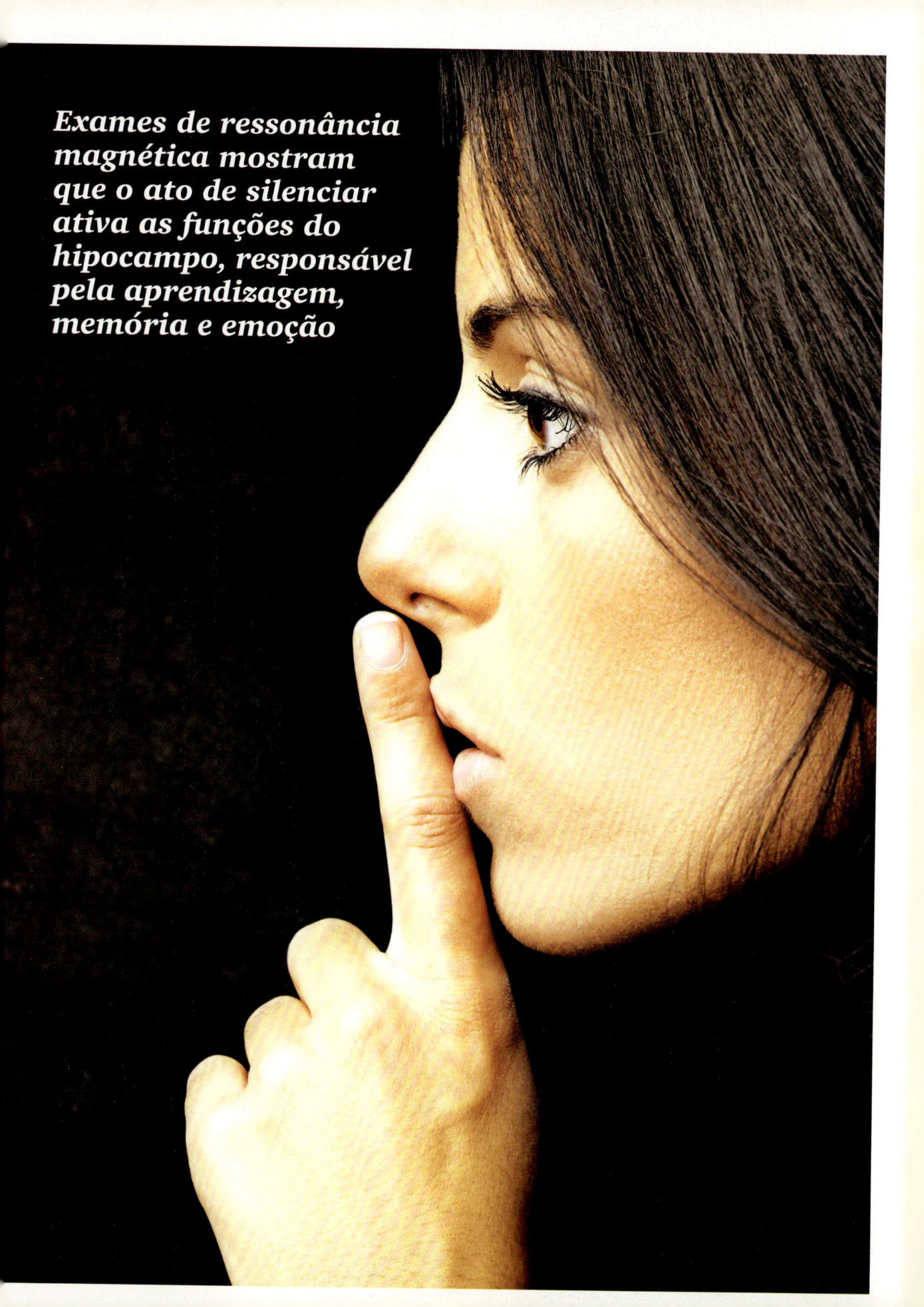

**Exames de ressonância magnética mostram que o ato de silenciar ativa as funções do hipocampo, responsável pela aprendizagem, memória e emoção**

**CAPÍTULO 3**
## PRATIQUE NO SEU DIA A DIA

**SILÊNCIO**

### COLOQUE EM PRÁTICA

- **Antes de dormir** ou ao acordar, experimente ficar deitado por cinco minutos na cama, apenas sentindo a própria respiração.

- **No trânsito**, com o carro parado, é um bom momento. Deixe o rádio desligado e sinta a vibração ao redor. Preste atenção ao seu corpo: sinta as batidas do coração, o caminho que o ar percorre desde o nariz até chegar aos pulmões, o calor e o toque na pele.

- **Antes de falar ou dar uma resposta para alguém**, habitue-se a ficar alguns segundos em silêncio. Assim, você certamente escolherá melhor as palavras, e a chance de um mal-entendido diminui.

- **Após o almoço**, experimente dar uma volta no quarteirão para ficar consigo mesmo. É no momento de silêncio que, de repente, vem uma ideia e você resolve um grande problema.

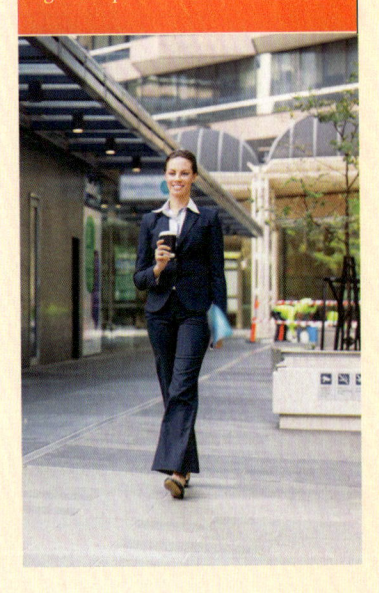

## O MUNDO NÃO CALA

Os estímulos sonoros não cessam e são ainda mais irritantes para quem mora nos grandes centros. "Nós vivemos em uma época de muito ruído, agitação, barulho, poluição sonora. Assim, o silêncio passou a ser algo ameaçador", aponta a psiquiatra.

Mas não deveria. É o que acredita Giridhari Das, professor do Yoga Resort Paraíso dos Pândavas (GO), que defende a quietude como uma necessidade do nosso organismo para manter a saúde psíquica. "Nosso bem-estar depende, principalmente, de nosso estado mental. De nada adianta ter um corpo em perfeito funcionamento, todo sarado, se a mente está em agonia, aflição, estresse, medo." E completa: "Em termos de saúde mental, o silêncio, o momento de pausa, é a porta para a cura interna".

Absorver muitos sons é como comer muito: pode estressar o corpo e causar uma série de desconfortos. Dessa forma, o silêncio, ou mesmo a redução à exposição de ruídos, é essencial. "Esse silêncio gera uma cascata de efeitos positivos no organismo, melhora a circulação, a capacidade de concentração, o sistema imunológico e por aí vai. Além de todas as alterações orgânicas, o silêncio também tem um efeito sobre a saúde mental do indivíduo", atenta Bruna.

Não por acaso, o excesso de barulho é prejudicial para a saúde. Segundo a Sociedade Brasileira de Otologia (SBO), a intensidade de som considerada segura para o ouvido humano é de até 85 decibéis (dB) – valor facilmente alcançado em uma avenida movimentada. Uma exposição maior do que oito horas é capaz de trazer sérios danos à saúde. Mais um motivo para buscar a ausência de som.

A exposição a esse excesso de estímulos sonoros, principalmente de forma prolongada, pode causar danos à audição e alguns prejuízos, como alteração no ciclo sono-vigília, taquicardia, dores de cabeça, dificuldade de atenção e concentração, estresse, irritabilidade. "Há um limite de informação que nós podemos absorver. Dentro de um hospital, por exemplo, esse estímulo pode ser muito prejudicial, já que se soma ao estresse do paciente por estar passando por um processo de internação", explica a psiquiatra.

## PARA CURAR

O silêncio é um poderoso aliado nos processos de cura. Bruna reforça a importância desse estado em uma unidade hospitalar. "É importante por promover um ambiente mais calmo e confortável, e isso resultará na melhor e mais rápida recuperação do paciente e na concentração indispensável ao profissional da saúde", explica.

Os especialistas concordam que é difícil avaliar que o silêncio, por si só, seja capaz de evitar algum tipo de patologia. Mas consideram evidente que ele seja extremamente importante para um equilíbrio entre corpo e mente. "Dentro de uma UTI, o silêncio tem um efeito importante, principalmente sobre pacientes idosos, evitando que o excesso de ruído cause um transtorno chamado Delirium. Essa é uma disfunção também conhecida como estado confusional agudo com curso flutuante, caracterizada por distúrbios de consciência, atenção, orientação, memória, pensamento, percepção e comportamento, e é causada por múltiplos fatores, como a própria internação, alterações metabólicas, infecciosas e também pelo excesso de sons."

Se os benefícios para o corpo são enormes, para a mente, o silêncio é um remédio sem igual. O professor acredita que esses momentos são capazes de trazer mais domínio sobre a mente e habilidade de ficar focado e concentrado. "Isso traz enormes benefícios físicos, mentais, emocionais e, é claro, se reflete no aumento da qualidade de tudo que fazemos. É um fato simples: quanto mais presente e centrado estiver, melhor será seu desempenho no mundo", comenta Giridhari Das. A psiquiatra complementa: "Aprender a lidar com o silêncio talvez seja uma forma de aprender a lidar com o que nosso interior está falando".

> "Aprender a lidar com o silêncio é uma forma de aprender a lidar com o que o nosso interior está falando"

### POR ONDE COMEÇAR?

Não existe uma receita mágica de como introduzir as pausas no dia a dia. Elas têm que ser de cada indivíduo, de cada sujeito. E vai depender também do que cada um busca com esse movimento de silêncio, de meditação, de pausa. "Algumas pessoas preferem se encontrar com esse silêncio antes de sair de casa; de enfrentar o cotidiano tão acelerado. Outras preferem fazer esse movimento no meio do dia, numa busca de esvaziar o sistema mental do excesso daquele período. O importante é tentar fazer disso uma rotina", recomenda a Bruna.

O professor de ioga exemplifica a partir do hábito da atividade física: "É como um sedentário que começa a fazer exercícios. Primeiro é preciso querer para depois começar, conscientizando-se da importância disso para seu bem-estar, priorizando sua melhora. Aí buscam-se as técnicas e se coloca elas em prática. Não tem outro jeito", comenta Giridhari Das, que também é autor do livro *Método 3T*, disponível gratuitamente no site www.3t.org.br.

Quem já experimentou ioga, meditação e *mindfulness*, sabe que dedicar um momento do dia para essas práticas é essencial ao bem-estar. "É tão importante quanto escovar os dentes para a saúde bucal ou comer para ficar vivo", completa o professor. "Não se trata de 'não fazer nada', mas sim de fazer a coisa mais incrível e recompensadora: cultivar a paz, a higiene mental e a conexão espiritual", completa. Com o tempo, você perceberá que o seu nível de consciência ficará bem elevado.

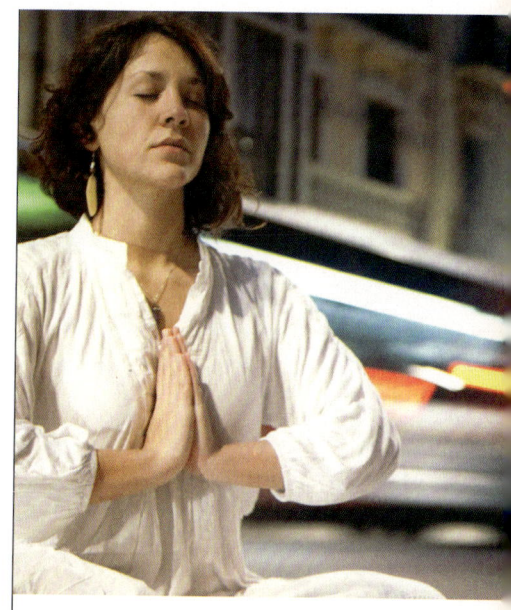

### UM INSTRUMENTO, NÃO A BUSCA

A coréografa Anneliese Kappey, que vive em Berlim (Alemanha), buscou o curso de meditação Vipassana como a saída para ter mais contato com o seu eu interior. "O silêncio é um caminho para ajudar no objetivo, não o ponto principal. A busca é ver a realidade como ela é de fato, momento a momento", acredita. Muito mais do que o benefício físico, Anneliese destaca a produtividade como a principal conquista da prática. "Tem menos bagunça, digamos assim, e mais claridade nas ideias. Então, as horas e dias são muito mais produtivos. Seria difícil falar em saúde como um fenômeno físico apenas, sendo que mente e matéria só respondem uma à outra em um ciclo de causa e efeito." A coréografa acredita que uma boa lição é entender que ser multitarefas não é uma característica louvável. "Faça uma coisa por vez e dê toda atenção a ela. Mesmo com a agenda mais cheia, o ideal é fazer uma coisa por vez. Sei por experiência."

CAPÍTULO 3
PRATIQUE NO
SEU DIA A DIA
MINDFUL EATING

# MINDFUL EATING: O COMER *consciente*

*Exercícios de atenção plena na hora das refeições aumentam a percepção dos benefícios de cada ingrediente para o organismo, favorecendo a perda de peso e o tratamento de diversos transtornos alimentares*

Reservar um tempo para comer e ainda se alimentar de maneira balanceada não é tarefa fácil nos dias de hoje, principalmente para quem sofre de transtornos alimentares, como obesidade e bulimia, ou tem problemas de saúde que exigem uma mudança de hábitos à mesa, a exemplo do diabetes e de vários processos alérgicos. Em todos esses casos, o conceito do *mindfulness* pode ajudar bastante. A evolução dos estudos científicos acerca dos benefícios proporcionados por esse tipo de meditação trouxe à tona uma nova faceta do trabalho: o *mindful eating*, que nada mais é do que levar a prática da atenção plena para a hora das refeições, propondo resgatar as habilidades naturais do ser humano para que isso gere uma relação mais saudável com a comida. "Não determinamos um cardápio ou dieta, e sim sugerimos a reflexão do quê e de como comer, para que, com isso, as pessoas façam escolhas mais conscientes e saudáveis", explica Rita Kawamata, instrutora da Assertiva Mindfulness (SP).

Ela enfatiza que é possível comer até em um restaurante de *fast-food* de forma consciente. "Não é tanto o que vamos comer, mas sim como vamos comer", acrescenta. "A prática do *mindful eating* está relacionada à ação consciente de prestar atenção à alimentação. Talvez você até perceba que comeu menos do que se comesse de forma apressada", pontua a instrutora.

Com o tempo e o exercício contínuo, o praticante da técnica passa a perceber quais alimentos fazem bem e quais não fazem, além de notar as combinações que causam desconforto no seu organismo. O *mindful eating*, aliás, começa muito antes da refeição. A escolha dos

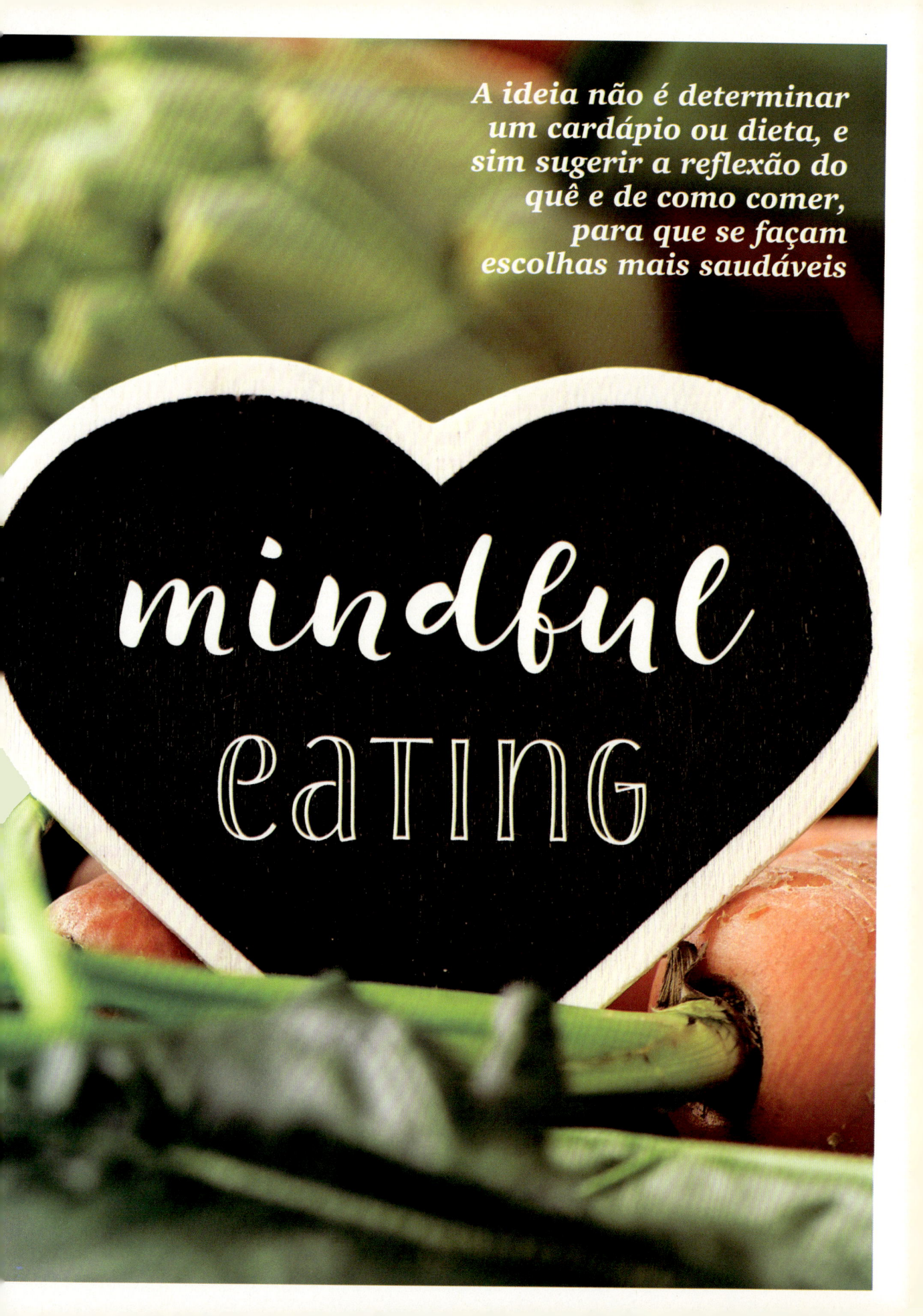

*A ideia não é determinar um cardápio ou dieta, e sim sugerir a reflexão do quê e de como comer, para que se façam escolhas mais saudáveis*

# mindful eating

CAPÍTULO 3
## PRATIQUE NO SEU DIA A DIA
MINDFUL EATING

*Processo começa muito antes da refeição, com a escolha dos ingredientes e a reflexão de como chegarão à mesa*

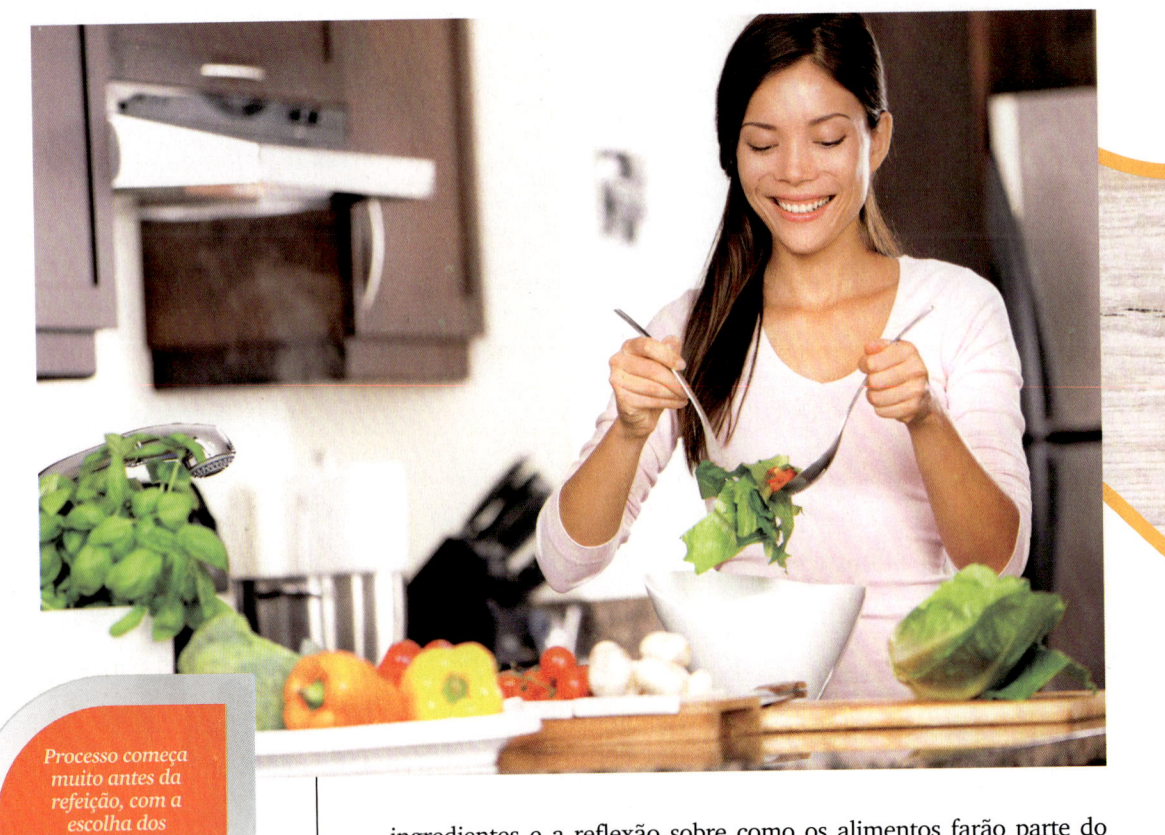

**Pessoas que sofrem de obesidade, bulimia ou diabetes podem se beneficiar bastante com a técnica do mindful eating**

ingredientes e a reflexão sobre como os alimentos farão parte do prato são tão importantes quanto a alimentação em si, bem como a reflexão sobre a origem dos produtos e as pessoas que fizeram parte do processo de produção daquilo que será ingerido.

É claro que a falta de tempo para sentar-se à mesa não é resolvida de uma hora para outra, mas os minutos disponíveis são, com certeza, melhor aproveitados por quem pratica o *mindful eating* para ter uma relação mais prazerosa e equilibrada com os alimentos. O resultado é menos compulsão e mais saúde. Pesquisas científicas mostram que pacientes com bulimia, por exemplo, podem se beneficiar bastante com a técnica do "comer consciente".

Quem não apresenta distúrbios alimentares também sai ganhando, pois a prática eleva o nível de consciência em relação à importância de cada alimento para a saúde e proporciona uma experiência mais prazerosa com a comida. "Na alimentação consciente, podemos encontrar uma nova forma de nos relacionar com o alimento, e dessa relação vivenciar o pertencimento, reconhecendo diferentes tipos de fome, desde a que está relacionada ao estômago e à necessidade celular até a fome de conexão, amor e carinho, que se sacia com a 'presença' de nós mesmos, do outro e do todo (*veja quadro das oito fomes na página 69*). Quando estamos presentes no aqui e agora, podemos reencontrar o amor pela comida, por si mesmo e pelo outro", explica a nutricionista Driele Quinhoneiro, membro do Centro Brasileiro de Mindful Eating.

## BENEFÍCIOS

A primeira vantagem do *mindful eating* é a oportunidade de criar um espaço para "sair do piloto automático" no dia a dia, o que leva a uma alimentação mais atenta, trazendo resultados como:

- Usufruir bem da comida, ficando mais satisfeito. "Quando contemplamos aquilo que vamos ingerir, percebemos mais os sabores, os aromas, e isso alimenta todos os nossos sentidos", aponta Rita Kawamata.
- Perceber texturas, cores e formas do alimento.
- Abrir os sentidos para os alimentos e continuar prestando atenção em seus próprios sentidos, o que facilita perceber quando estamos saciados, evitando que se coma demais.
- Escolher cada ingrediente com consciência, uma vez que há a reflexão sobre o que estamos colocando no prato e também sobre a quantidade das porções.
- Mulheres atentas aos detalhes da alimentação conseguem perceber o que comer para eliminar desconfortos causados pelos ciclos mensais, desenvolvendo a percepção sobre aquilo que faz bem em cada momento.

Segundo a especialista, um grande passo no caminho do comer consciente é sentir todo o processo de escolha do alimento, saboreá-lo e reconhecer os sinais corporais de saciedade. "Ao não saber muito bem como nos sentimos e quais são as sensações corporais das emoções, tratamos muitas vezes isso como fome, aquela sensação de vazio que não sei muito bem o que é, e que tento preencher com comida. A inteligência emocional e o *mindfulness* nos dão ferramentas para o autoconhecimento, o que possibilita tomar consciência do impulso e ter uma resposta diferente da conhecida reação automática", completa Driele.

A médica Paula Teixeira, fundadora do Centro Brasileiro de Mindful Eating, por sua vez, lembra que rotular alimentos como "bons" e "maus" só aumenta a ansiedade, a culpa por ingerir itens "proibidos" e negligencia uma função-chave da alimentação saudável, que é o prazer em comer. "Naturalmente, é importante incluir ingredientes integrais, nutritivos e verdadeiros em nossas refeições. Mas é igualmente fundamental inserir alimentos de que gostamos."

Por isso, muito mais que uma dieta, o *mindful eating* tem como premissa equilibrar o comer para a saúde com o comer por prazer. Ou seja, devemos ingerir alimentos que contêm os nutrientes necessários ao bom funcionamento do nosso organismo sem sacrificar a satisfação de comer. "Alimentação saudável é sentir-se bem no momento em que está comendo e também depois", resume Paula.

> *Rotular alimentos de 'bons' ou 'maus' só aumenta a culpa e exclui um ingrediente básico da refeição ideal: o prazer em comer*

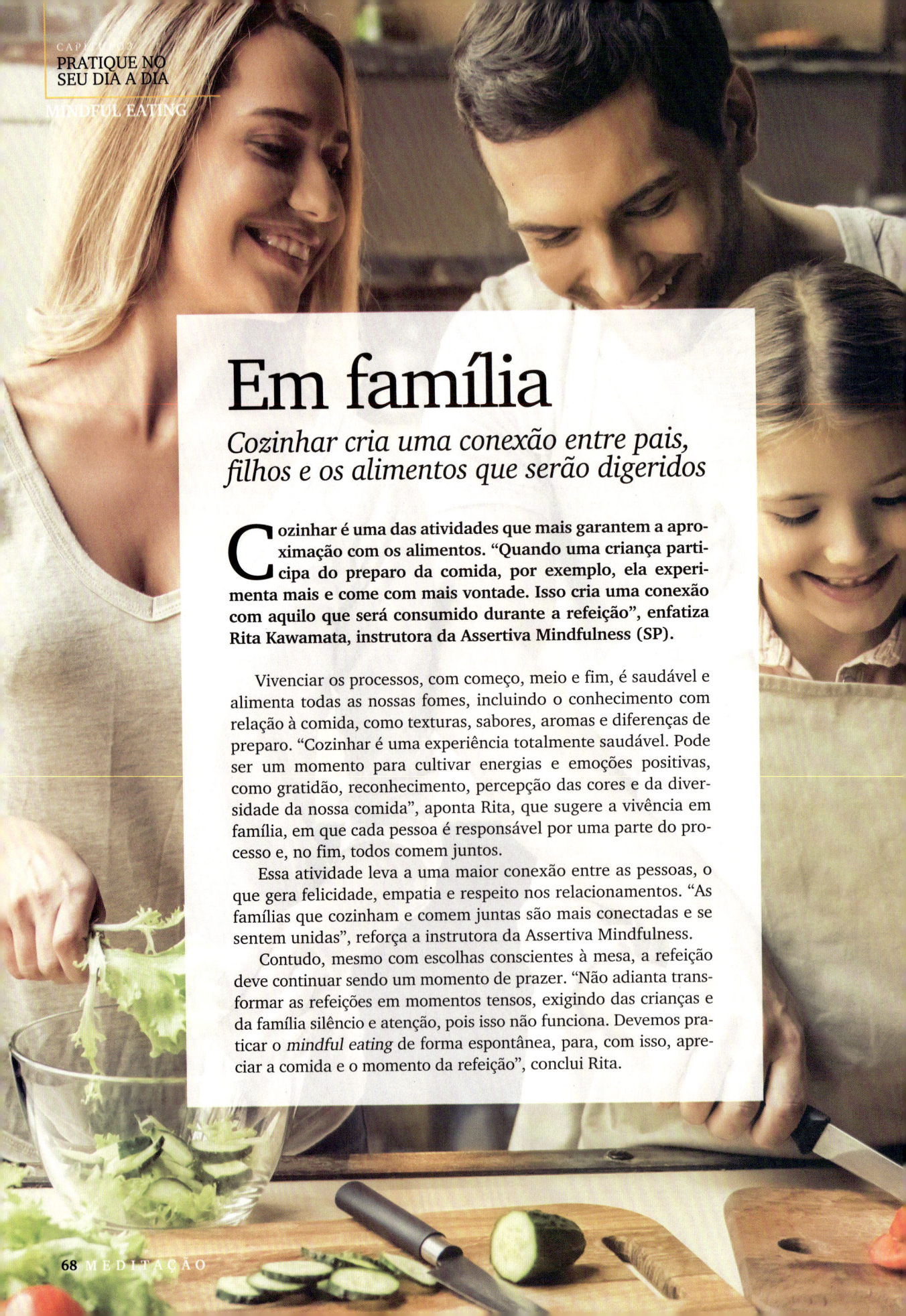

CAPÍTULO 2
**PRATIQUE NO
SEU DIA A DIA**
MINDFUL EATING

# Em família

*Cozinhar cria uma conexão entre pais, filhos e os alimentos que serão digeridos*

Cozinhar é uma das atividades que mais garantem a aproximação com os alimentos. "Quando uma criança participa do preparo da comida, por exemplo, ela experimenta mais e come com mais vontade. Isso cria uma conexão com aquilo que será consumido durante a refeição", enfatiza Rita Kawamata, instrutora da Assertiva Mindfulness (SP).

Vivenciar os processos, com começo, meio e fim, é saudável e alimenta todas as nossas fomes, incluindo o conhecimento com relação à comida, como texturas, sabores, aromas e diferenças de preparo. "Cozinhar é uma experiência totalmente saudável. Pode ser um momento para cultivar energias e emoções positivas, como gratidão, reconhecimento, percepção das cores e da diversidade da nossa comida", aponta Rita, que sugere a vivência em família, em que cada pessoa é responsável por uma parte do processo e, no fim, todos comem juntos.

Essa atividade leva a uma maior conexão entre as pessoas, o que gera felicidade, empatia e respeito nos relacionamentos. "As famílias que cozinham e comem juntas são mais conectadas e se sentem unidas", reforça a instrutora da Assertiva Mindfulness.

Contudo, mesmo com escolhas conscientes à mesa, a refeição deve continuar sendo um momento de prazer. "Não adianta transformar as refeições em momentos tensos, exigindo das crianças e da família silêncio e atenção, pois isso não funciona. Devemos praticar o *mindful eating* de forma espontânea, para, com isso, apreciar a comida e o momento da refeição", conclui Rita.

# As oito fomes

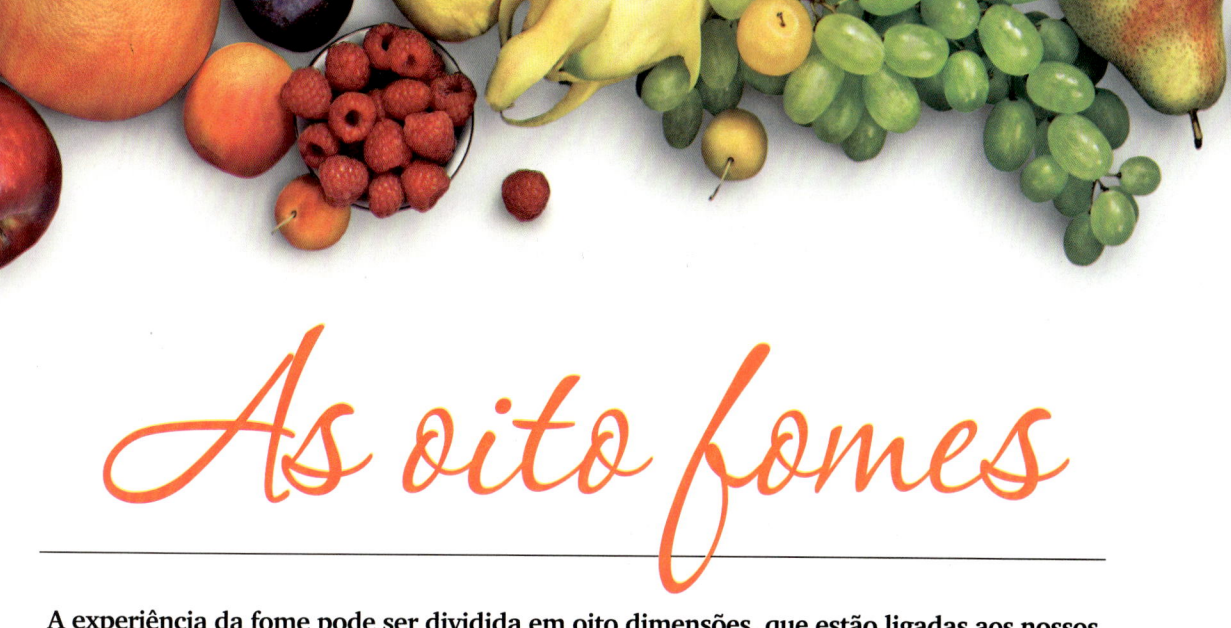

A experiência da fome pode ser dividida em oito dimensões, que estão ligadas aos nossos sentidos. Ao serem identificadas, elas nos levam a escolhas conscientes para suprir as necessidades do organismo. Dessa forma, além de escolhermos com atenção os alimentos, uma boa dica é olharmos para as reações do nosso corpo segundo as oito fomes. Essa orientação é válida para o momento em que estamos indo fazer a refeição, o que dará consciência de como e quais dessas fomes estão ativas. Veja quais são:

**1 VISUAL**
É a aparência do alimento, que causa fome e desejo de comer.

**2 OLFATIVA**
Vem do aroma dos alimentos e gera a vontade de comê-los.

**3 DA BOCA**
Consiste no desejo de sentir bons sabores.

**4 DOS OUVIDOS**
Está associada aos sons da alimentação, como a crocância dos alimentos ou conversas sobre comida.

**5 DA MENTE**
Está ligada àquilo que achamos que deve ser ingerido, com base na educação e nas informações que recebemos sobre o que devemos ou não comer.

**6 DAS CÉLULAS**
É a mais sutil de todas as fomes. Há dias em que "precisamos" comer algo doce ou salgado. É a inteligência celular do corpo pedindo aquilo de que ele necessita.

**7 DO ESTÔMAGO**
O órgão mostra quando ele está com fome e também satisfeito. Trazendo a percepção para o estômago, é fácil entender quando estamos saciados ainda durante a alimentação, evitando que se coma mais que o necessário.

**8 DO CORAÇÃO**
Essa fome está associada às emoções, à necessidade das chamadas *comfort foods*. Quando chateados, temos a tendência de desejar alimentos que tragam conforto, e isso está relacionado às nossas memórias afetivas.

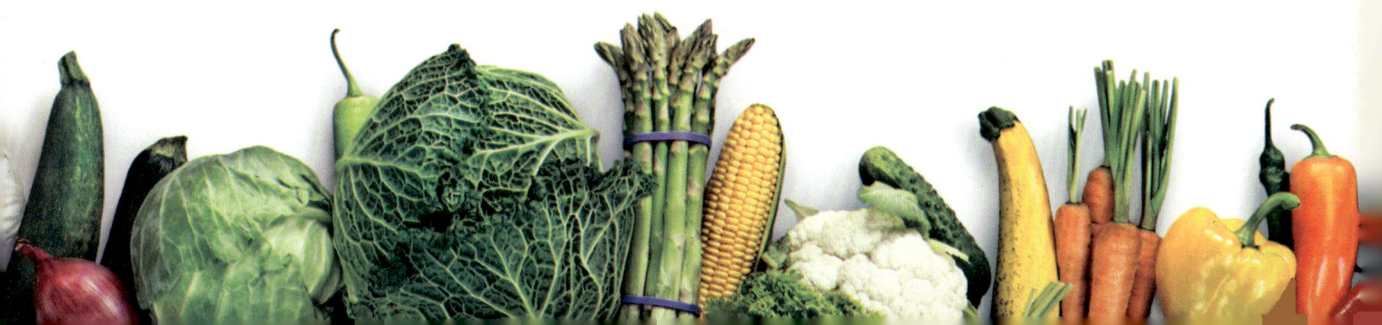

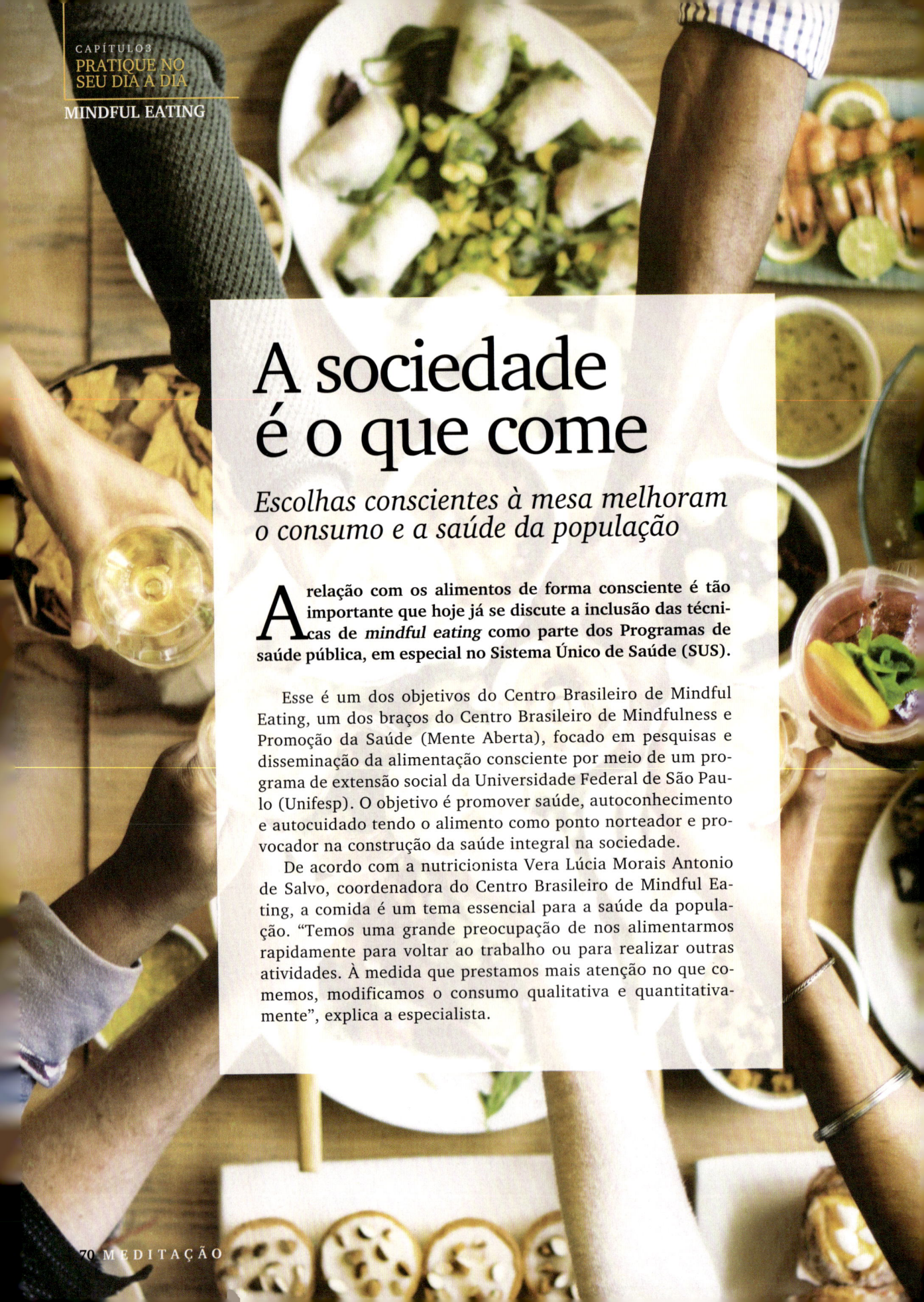

CAPÍTULO 3
**PRATIQUE NO SEU DIA A DIA**
MINDFUL EATING

# A sociedade é o que come

*Escolhas conscientes à mesa melhoram o consumo e a saúde da população*

A relação com os alimentos de forma consciente é tão importante que hoje já se discute a inclusão das técnicas de *mindful eating* como parte dos Programas de saúde pública, em especial no Sistema Único de Saúde (SUS).

Esse é um dos objetivos do Centro Brasileiro de Mindful Eating, um dos braços do Centro Brasileiro de Mindfulness e Promoção da Saúde (Mente Aberta), focado em pesquisas e disseminação da alimentação consciente por meio de um programa de extensão social da Universidade Federal de São Paulo (Unifesp). O objetivo é promover saúde, autoconhecimento e autocuidado tendo o alimento como ponto norteador e provocador na construção da saúde integral na sociedade.

De acordo com a nutricionista Vera Lúcia Morais Antonio de Salvo, coordenadora do Centro Brasileiro de Mindful Eating, a comida é um tema essencial para a saúde da população. "Temos uma grande preocupação de nos alimentarmos rapidamente para voltar ao trabalho ou para realizar outras atividades. À medida que prestamos mais atenção no que comemos, modificamos o consumo qualitativa e quantitativamente", explica a especialista.

# Uma refeição *consciente*

- Faça a escolha de parar e se alimentar prestando atenção na comida e naquilo que está em volta enquanto come.

- Comece escolhendo uma refeição por dia e vá ampliando.

- Compre e manipule os alimentos. Isso nos coloca em contato com a comida

- Sente-se na cadeira, postura ereta. Perceba o corpo e como está sentindo a fome. Tome consciência das oito fomes.

- Alimente-se devagar. Coma lentamente, em um local tranquilo. Repouse os talheres no prato enquanto mastiga. Isso fará com que você preste mais atenção à mastigação e desacelere os pensamentos.

- Respire antes de colocar o alimento na boca. Veja e sinta o cheiro. Perceba a temperatura e como o estômago responde a esses estímulos. Note que essa ação trará à tona pensamentos e emoções.

- Desligue a TV, o celular e preste atenção na mastigação.

- Procure conhecer as pessoas e o local onde a comida é feita, no caso de precisar comer fora.

- Ao final da refeição, perceba a reação do estômago e também de todo o corpo. Esse exercício pode ser feito com qualquer alimento que for consumido, não somente após a refeição completa.

- Reflita sobre os resultados daquele alimento no organismo e o impacto do seu consumo no mundo.

- Cozinhe e reflita sobre a origem da comida. Escolha as composições que irão para o prato.

- Para famílias grandes, proponha que, durante a refeição, seja conversado sobre o que está acontecendo naquele momento. Chame atenção para a comida na mesa e fale sobre ela.

MINDFULNESS E OUTRAS PRÁTICAS

CAPÍTULO 3
**PRATIQUE NO SEU DIA A DIA**

RECEITAS

# ATENÇÃO AOS *alimentos*

*A comida também pode ajudar a relaxar, sentir-se bem e ter mais foco na hora de praticar a meditação. Aprenda a preparar receitas com ingredientes que funcionam como gurus da cozinha*

Que a alimentação interfere na saúde física e mental, todo mundo já sabe. Também não é novidade ver praticantes de meditação procurando adotar um estilo de vida mais saudável à mesa, já que o conceito do *mindfulness* também preconiza o exercício da atenção plena na hora das refeições. O que pouca gente imagina é que alguns alimentos, além de fazer bem ao organismo, podem dar uma mãozinha à prática meditativa porque possuem substâncias que favorecem a concentração, o relaxamento, a memória e a tão almejada sensação de bem-estar.

Quem quer ficar mais focado, por exemplo, deve dar preferência a opções ricas no aminoácido taurina, que melhora o funcionamento do metabolismo e está presente em peixes, mariscos, nozes, beterraba, carne bovina e feijão. Mariana Duro, nutricionista funcional, ressalta que alimentos com Ômega 3 também são ótimas alternativas. "Sardinha, atum e chia são fontes desse tipo de gordura e podem auxiliar no desempenho cognitivo e na concentração", destaca. "Além do Ômega 3, frutas vermelhas, como as berries e o mirtilo, são ótimas pedidas para quem quer aprimorar a memória", completa o nutricionista funcional Fábio Bicalho.

Vegetais verde-escuros (agrião, espinafre, rúcula, salsa, chicória), por sua vez, são indicados a quem quer relaxar e se sentir bem. Isso porque essas verduras são fontes de triptofano, um aminoácido que ajuda a diminuir a ansiedade e o estresse. Se esse é o seu caso, vale seguir o conselho de Mariana e apostar também em ingredientes que liberam melatonina (hormônio do sono). Alface, aveia, banana, arroz, nozes e amêndoas são ideais, principalmente ao entardecer e à noite.

Em contrapartida, deve-se evitar o consumo de alimentos estimulantes, que dificultam o relaxamento na hora da meditação. Por isso, vale controlar a ingestão de cafeína, chocolate e refrigerantes à base de cola. Alimentos ricos em açúcar refinado e farinha branca também colaboram para o esgotamento mental. Veja nas próximas páginas algumas receitas com ingredientes que atuam como verdadeiros avatares na hora de manter a mente alerta e o coração tranquilo.

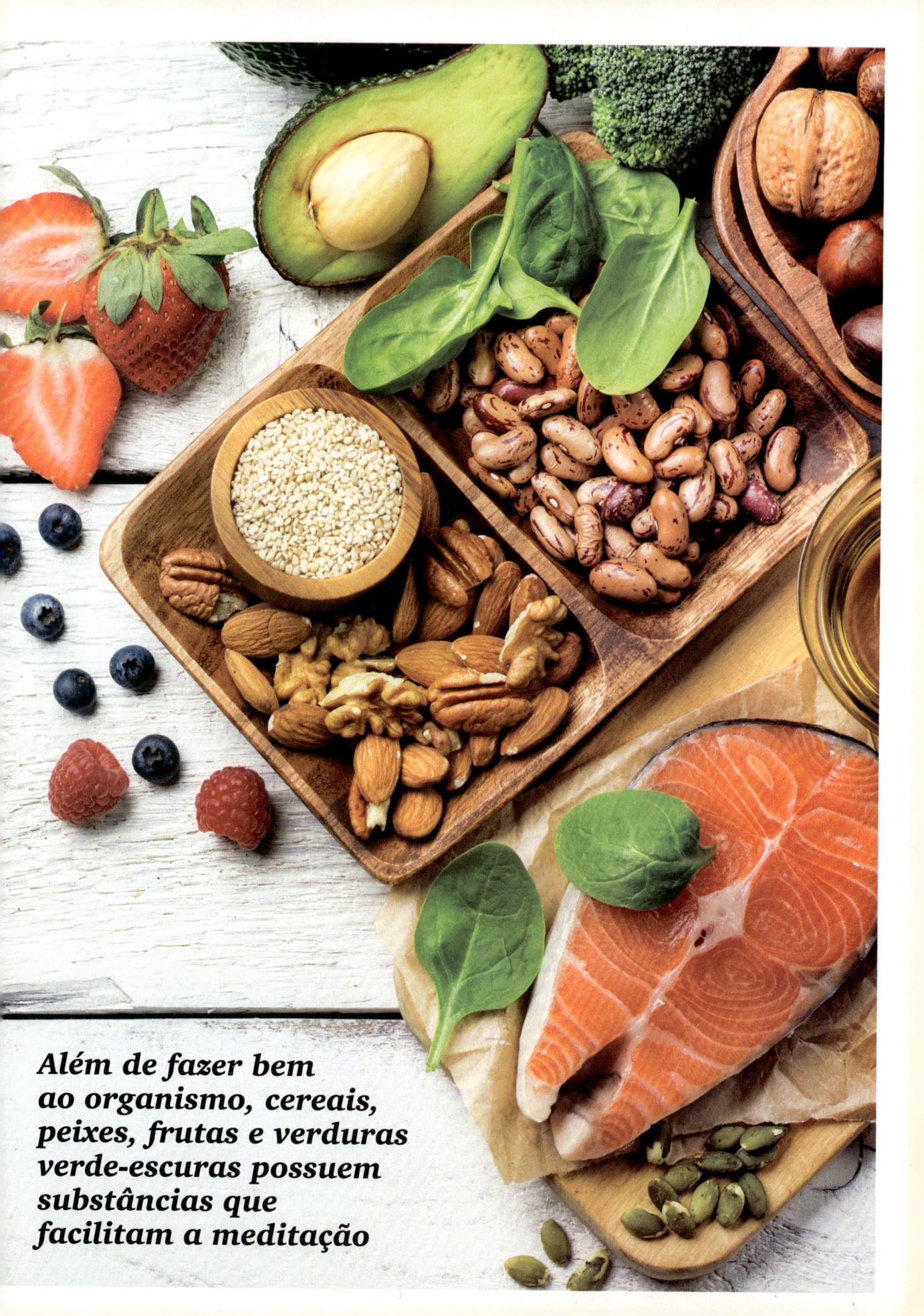

**Além de fazer bem ao organismo, cereais, peixes, frutas e verduras verde-escuras possuem substâncias que facilitam a meditação**

**CAPÍTULO 3**
**PRATIQUE NO SEU DIA A DIA**
RECEITAS

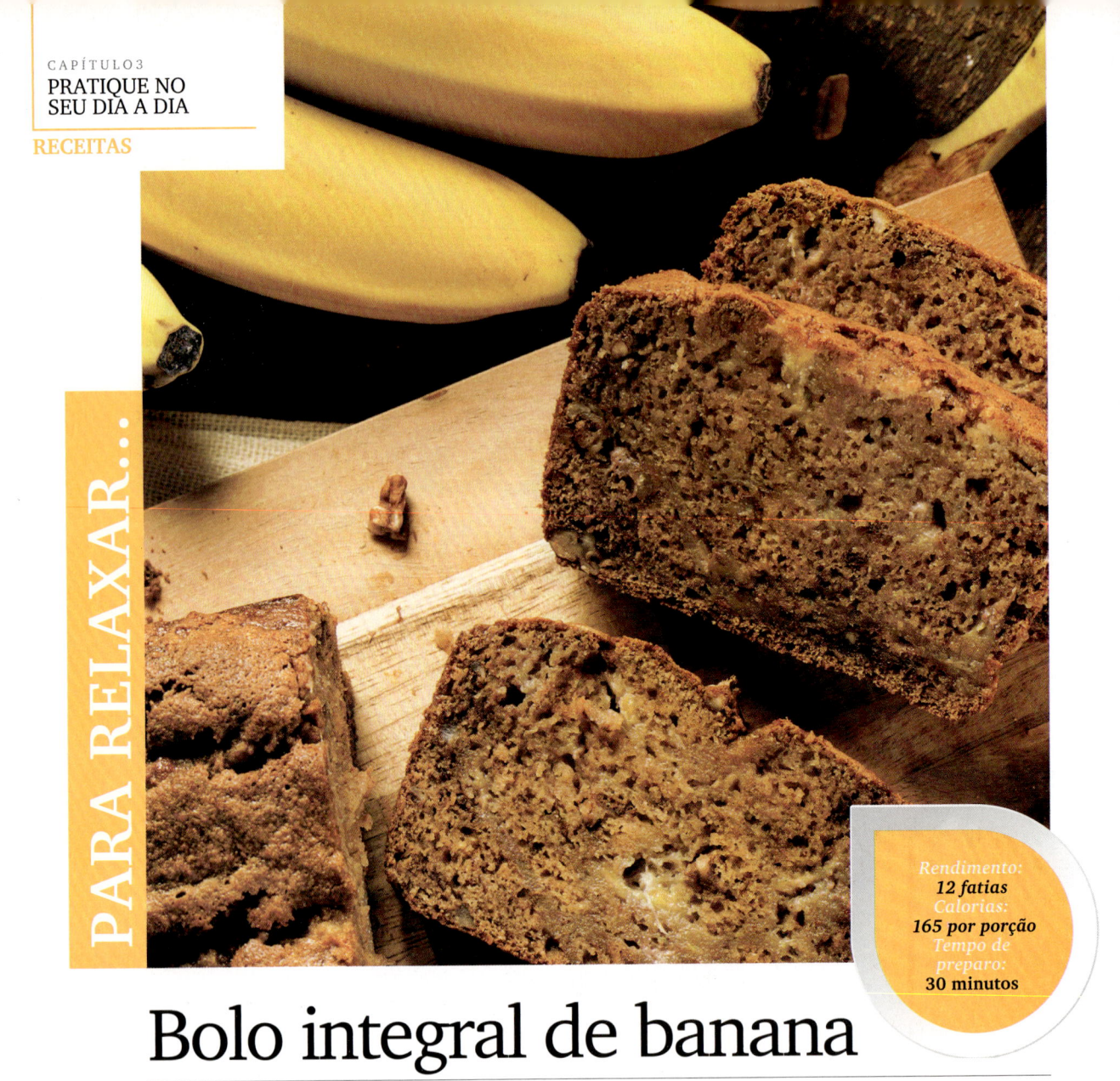

*PARA RELAXAR...*

Rendimento: **12 fatias**
Calorias: **165 por porção**
Tempo de preparo: **30 minutos**

# Bolo integral de banana

## INGREDIENTES
- 4 bananas maduras
- 3 ovos
- 6 col. (sopa) de quinoa
- 1 xíc. (chá) de farinha de arroz
- 2 col. (sopa) de fermento em pó
- 1 col. (sopa) com mix de castanhas ou nozes trituradas
- 2 col. (sopa) de uva-passa
- 2 col. (sopa) de canela em pó
- 1/3 de xíc. (chá) de óleo
- Farinha de arroz e margarina *light* para untar a assadeira

## MODO DE PREPARO
1) Preaqueça o forno em 180°C.
2) Separe uma forma média e unte sua superfície com a margarina e a farinha de arroz.
3) Descasque as bananas e coloque-as no liquidificador junto com o óleo, os ovos e as uvas-passas. Bata tudo.
4) Despeje a mistura em um recipiente. Acrescente a farinha, o fermento e a quinoa. Em seguida, misture com cuidado até o creme ficar homogêneo.
5) Coloque a massa na forma e adicione a canela em pó e as castanhas trituradas por cima. Leve ao forno por cerca de 20 minutos e só retire quando estiver assado.

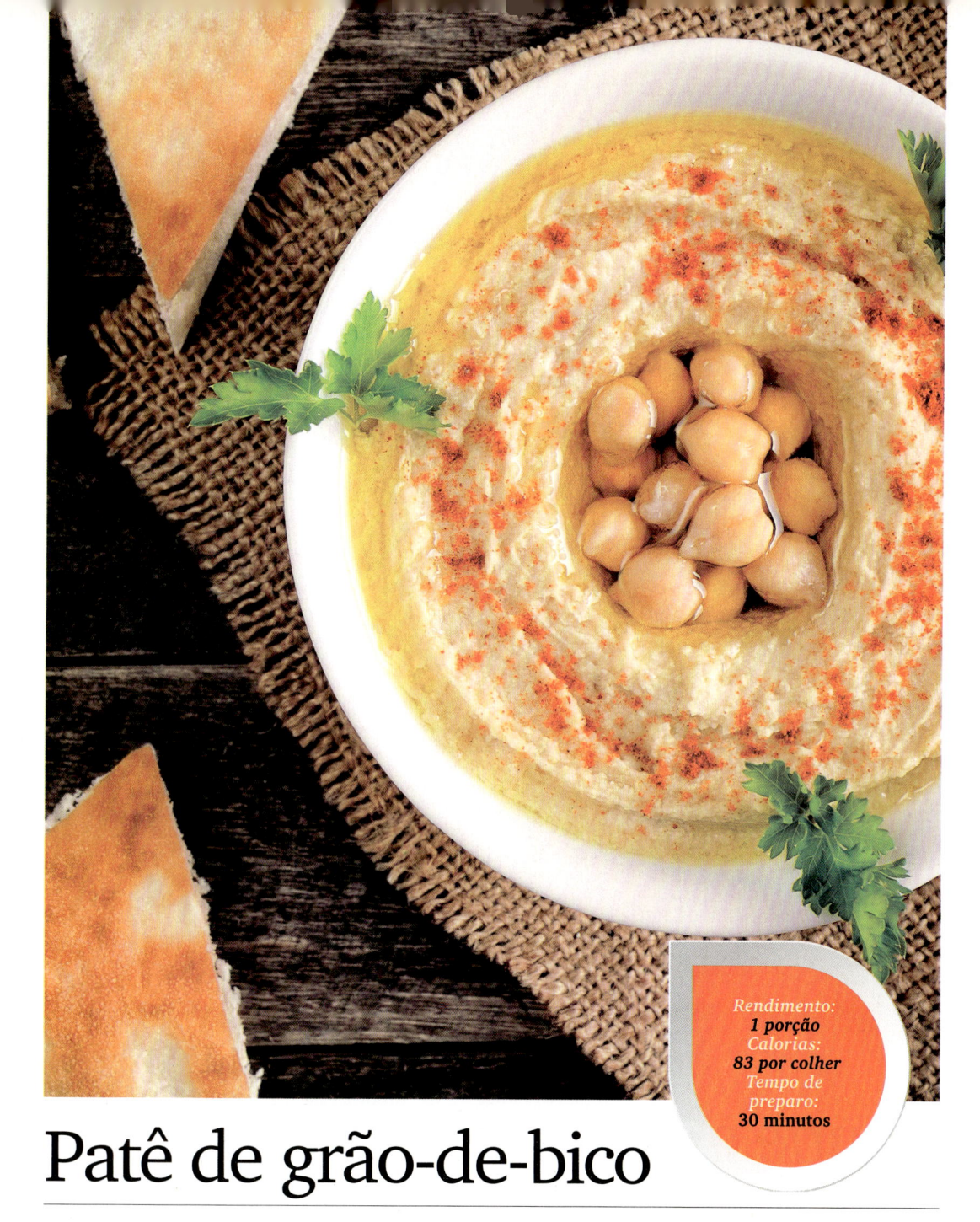

*Rendimento:*
*1 porção*
*Calorias:*
*83 por colher*
*Tempo de preparo:*
*30 minutos*

# Patê de grão-de-bico

## INGREDIENTES
- 1 cebola ralada
- 2 ramos de salsinha picada
- 3 talos de cebolinha picada
- 3 xíc. (chá) de grão-de-bico
- 1 col. (sobremesa) de sal

## MODO DE PREPARO
1) Coloque o grão-de-bico em uma panela de pressão, coberto com água. Leve ao fogo e cozinhe até ele ficar bem macio.
2) Despeje o conteúdo da panela em um liquidificador e adicione duas conchas cheias com a água do cozimento.
3) Bata tudo para misturar os ingredientes e, se necessário, adicione mais água da panela. Faça isso até que a mistura fique com uma consistência de patê.
4) Enfeite o patê com folhas de salsinha, azeite ou salpique com páprica picante.
5) Sirva acompanhado de pedaços de pão sírio integral.

**CAPÍTULO 3**
PRATIQUE NO
SEU DIA A DIA

RECEITAS

**PARA SE CONCENTRAR...**

*Rendimento:*
*14 porções*
*Calorias:*
*400 kcal cada*
*Tempo de preparo:*
*20 minutos*

# *Penne* com salmão

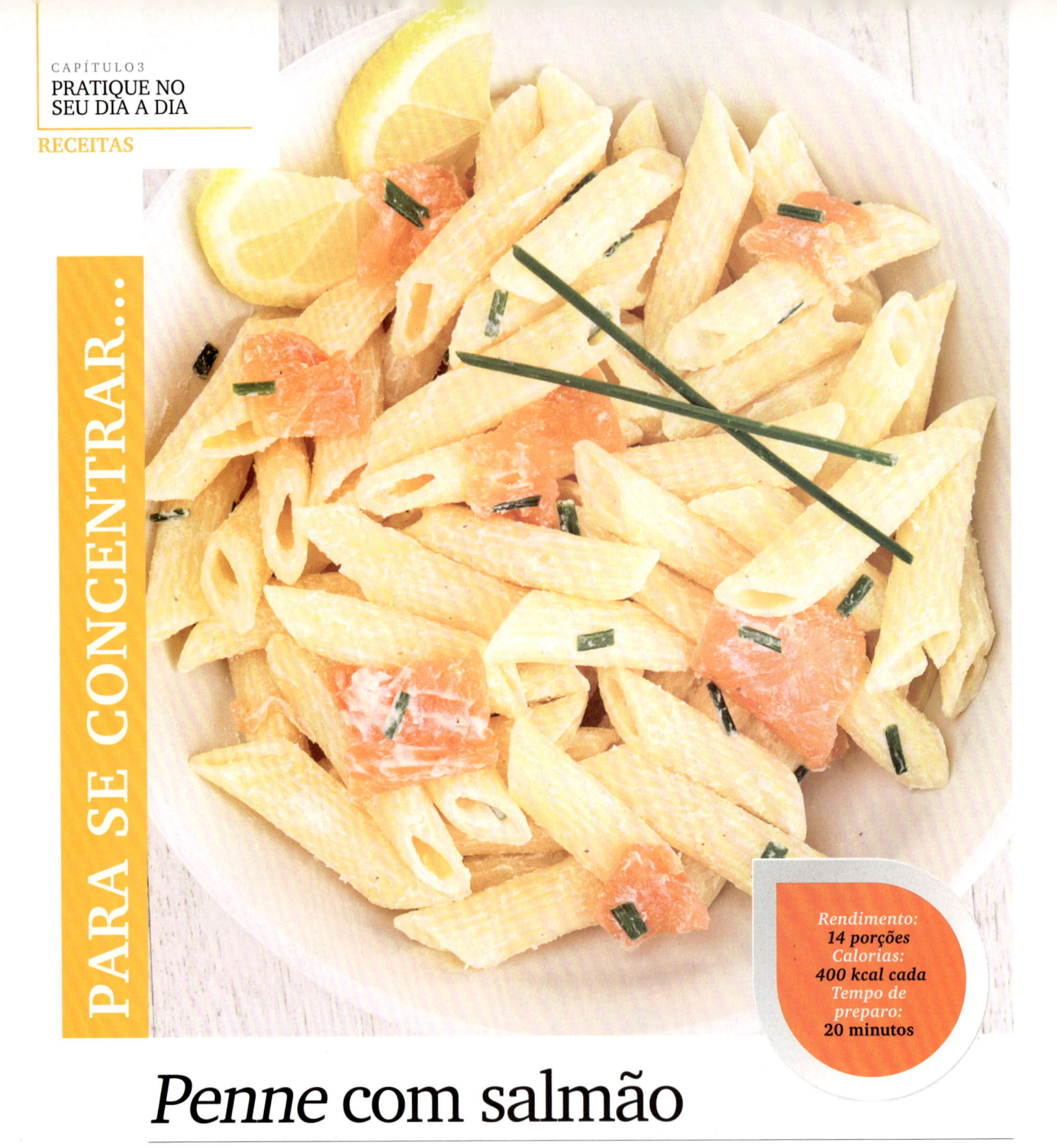

## INGREDIENTES
- 1 col. (sopa) de sal
- 300 gramas de macarrão do tipo *penne*
- 1 col. (sopa) de azeite de oliva
- 40 g de nozes picadas
- 1 col. (sopa) de óleo de soja
- 1 litro de água
- 150 gramas de salmão defumado

## MODO DE PREPARO
1) Coloque a água, o óleo e o sal em um recipiente fundo com tampa. Leve ao micro-ondas por 10 minutos na potência alta.
2) Depois que o conteúdo ferver, coloque o *penne* na água e leve ao micro-ondas por 6 minutos na potência alta. Escorra.
3) Em outra vasilha, misture o salmão, as nozes e o azeite.
4) Para finalizar, é só adicioná-los à massa, salpicar com cebolinha picada e servir ainda quente.

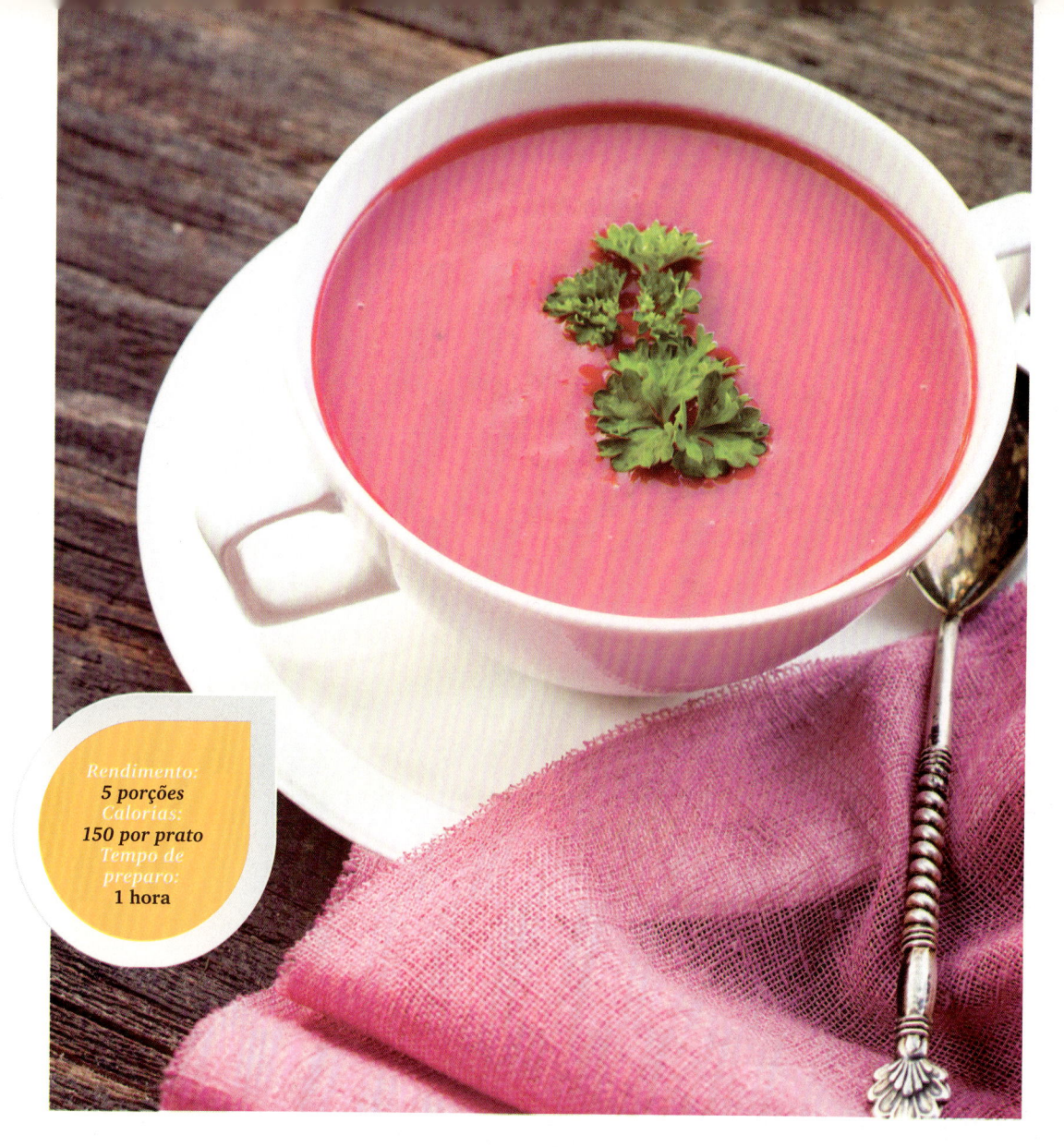

**Rendimento:** 5 porções
**Calorias:** 150 por prato
**Tempo de preparo:** 1 hora

# Sopa de beterraba

## INGREDIENTES

- 5 beterrabas médias
- 1 dente de alho picado
- 1 tablete de caldo de galinha
- 1 cebola picada
- 4 col. (sopa) de azeite de oliva extravirgem
- 2 potes de iogurte natural grego *light*
- Ervas frescas (a gosto)
- Alho-poró (a gosto)
- Pimenta-do-reino (a gosto)
- 1 e ½ litro de água

## MODO DE PREPARO

1) Descasque as beterrabas e corte-as em pedaços.
2) Coloque-as em uma panela de pressão com o azeite, o caldo de galinha esfarelado, o alho, a cebola, a água, a pimenta e o alho-poró a gosto. Tampe a panela.
3) Leve ao fogo e cozinhe por 30 minutos ou até a beterraba ficar macia.
4) Transfira a mistura para o liquidificador, adicione o iogurte e bata por 1 minuto ou até ficar cremoso. Acrescente sal a gosto.
5) Retorne ao fogo para aquecer e decore com ervas frescas a gosto.

**CAPÍTULO 3**
PRATIQUE NO
SEU DIA A DIA
**RECEITAS**

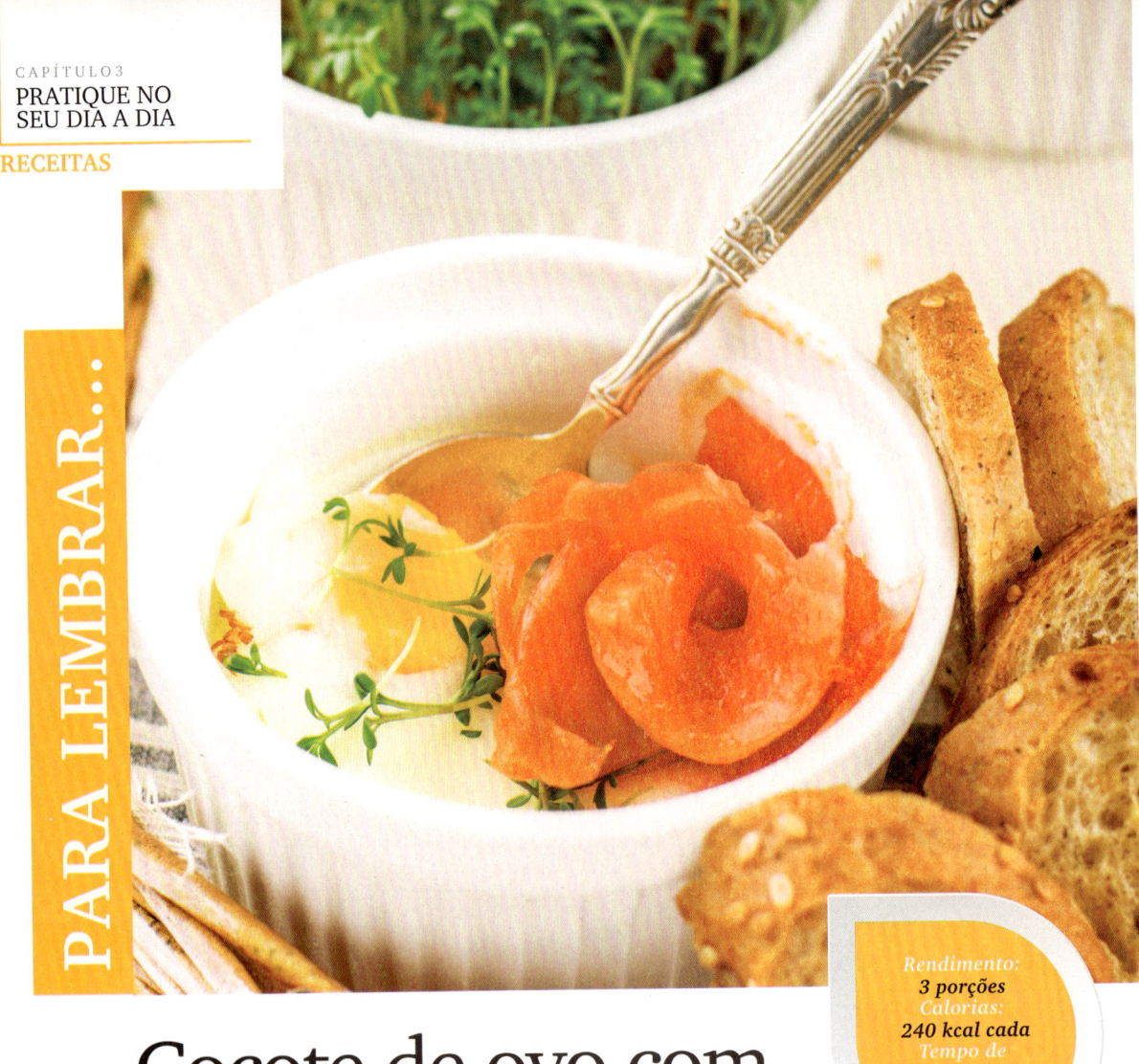

**PARA LEMBRAR...**

# Cocote de ovo com salmão defumado

*Rendimento:* **3 porções**
*Calorias:* **240 kcal cada**
*Tempo de preparo:* **20 minutos**

## INGREDIENTES
- 3 fatias de pão de forma *light* de aveia
- 3 col. (sopa) de creme de ricota
- 3 col. (sopa) de creme de leite *light*
- 3 ovos grandes
- 3 col. (chá) de azeite de oliva extravirgem
- ½ col. (sopa) de salsinha picada
- 3 col. (sopa) de cheiro-verde
- 3 pitadas de sal
- 3 pitadas de pimenta-do-reino moída
- 6 tomates-cereja cortados em quatro
- 90 gramas de fatias finas de salmão defumado picado

## MODO DE PREPARO
1) Preaqueça o forno a 180ºC.
2) Em um recipiente, misture a ricota cremosa, a salsinha e o creme de leite *light*.
3) Tempere a mistura com sal e coloque-a em três refratárias redondas.
4) Com cuidado, quebre os ovos crus sobre as misturas e espalhe os tomates e o salmão ao redor das gemas. Salpique sal e pimenta e leve ao forno por 10 minutos.
5) Retire do forno. Adicione o azeite e o cheiro-verde.
6) Coloque o pão na torradeira ou no forno até que ele fique dourado e crocante.
7) Corte as fatias em triângulos e sirva-as junto com o cocote.

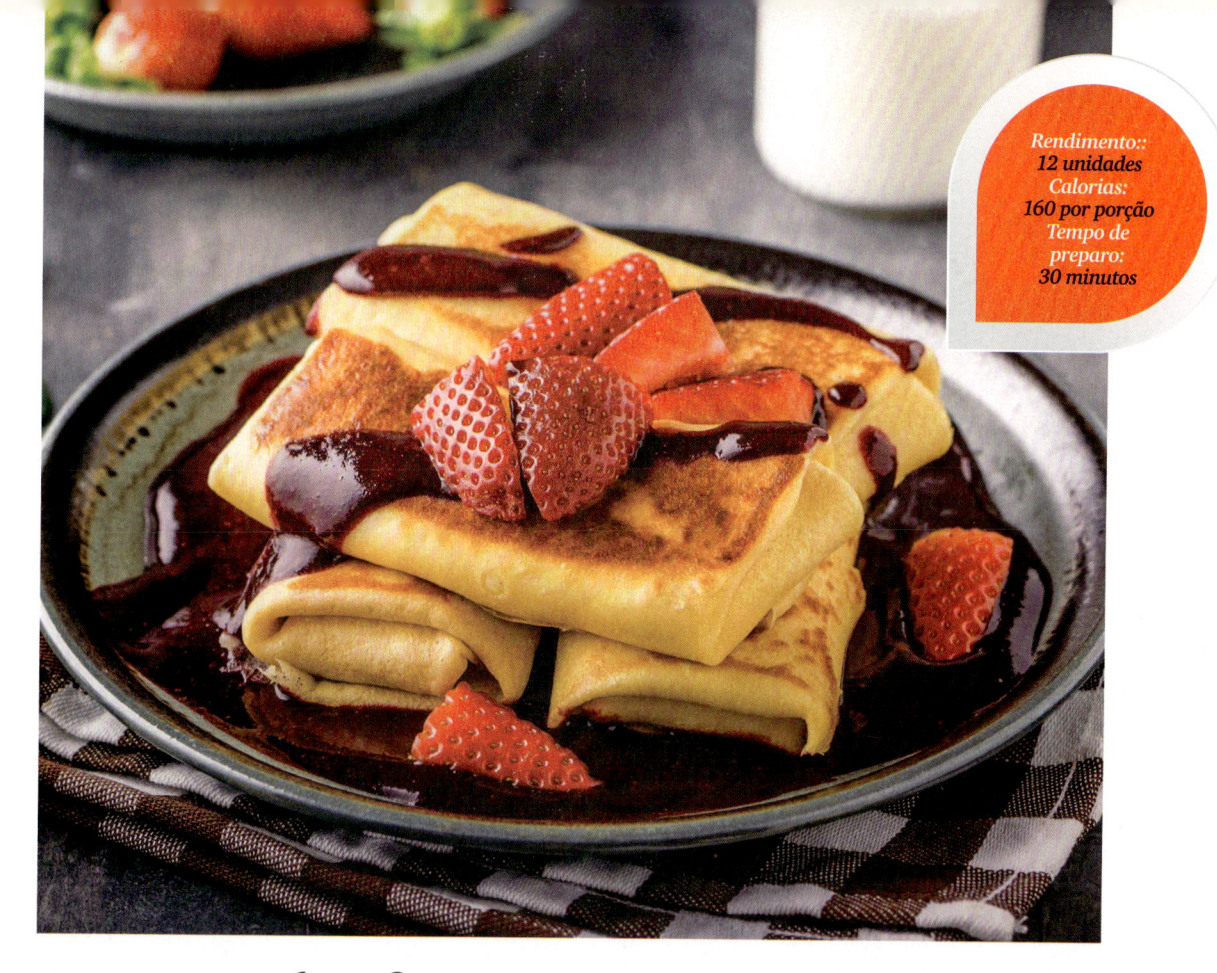

# Crepe de frutas vermelhas

*Rendimento: 12 unidades*
*Calorias: 160 por porção*
*Tempo de preparo: 30 minutos*

## INGREDIENTES
- 1 xíc. (chá) de farinha trigo
- ½ xíc. (chá) de farinha de trigo integral
- ½ col. (café) de sal
- 2 ovos
- 1 e ½ xíc. (chá) de leite desnatado
- 1 col. (chá) de óleo
- 3 xíc. (chá) de frutas vermelhas maduras (morangos, amoras, framboesas, mirtilos)
- 2 col. (sopa) de adoçante próprio para forno e fogão
- Suco de 1 limão

## MODO DE PREPARO

**Massa:**
1) Bata no liquidificador as duas farinhas de trigo, o sal, os ovos e o leite até obter uma massa bem homogênea.
2) Unte uma frigideira antiaderente com o óleo. Despeje meia concha pequena da massa na frigideira quente. Molde em forma de círculo e vire a massa quando já estiver dourada. Reserve os discos.

**Recheio:**
1) Em uma panela, coloque as frutas, junte o suco de limão e o adoçante e cozinhe em fogo médio até formar uma calda brilhante e levemente gelatinosa (aproximadamente por 5 minutos).
2) Evite deixar ferver demais para que as frutas não desmanchem.
3) Reserve o líquido que formar.

**Montagem:**
1) No centro de cada crepe, coloque 1 e ½ col. (sopa) de frutas vermelhas. Feche cuidadosamente as laterais e dobre como se fosse um envelope.
2) Com uma colher, espalhe delicadamente sobre os crepes prontos o líquido que se formou e sirva em seguida.

**CAPÍTULO 3**
PRATIQUE NO SEU DIA A DIA
RECEITAS

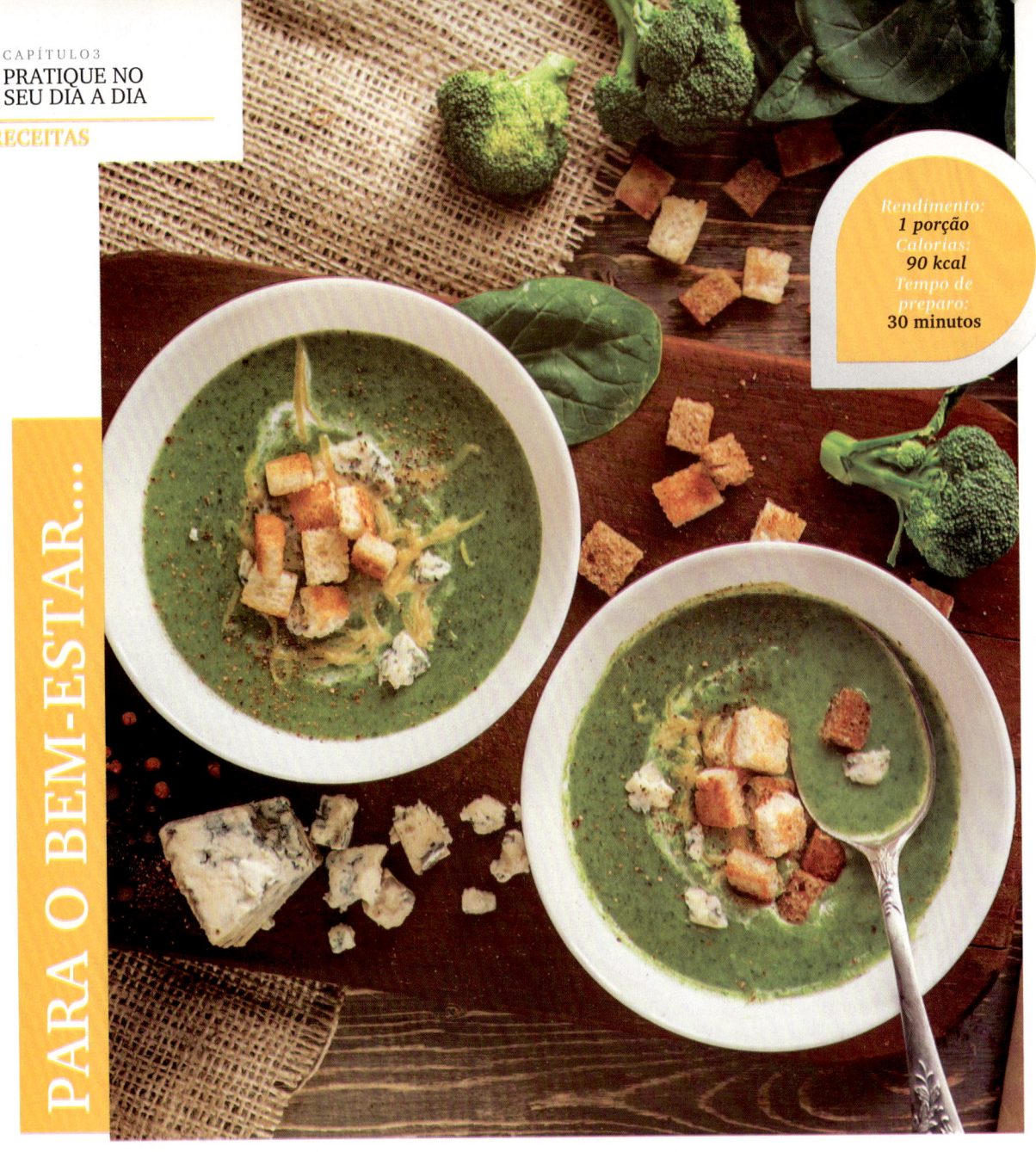

*Rendimento:* 1 porção
*Calorias:* 90 kcal
*Tempo de preparo:* 30 minutos

**PARA O BEM-ESTAR...**

# Sopa de espinafre e brócolis

## INGREDIENTES
- 1 xíc. (chá) de folhas de espinafre
- 4 talos de brócolis
- 1 folha de couve em tiras
- ½ abobrinha em cubos
- Sal marinho a gosto
- Folhas de hortelã
- 1 chuchu em cubos
- ½ cebola ralada
- 1 col. (sopa) de azeite

## MODO DE PREPARO
1) Coloque o chuchu e a cebola ralada em uma panela. Leve ao fogo até cozinhar.
2) Acrescente o brócolis e a abobrinha. Mexa e adicione a couve e o espinafre.
3) Retire a mistura da panela e bata no liquidificador com o azeite, o sal e o hortelã.
4) Sirva em seguida.

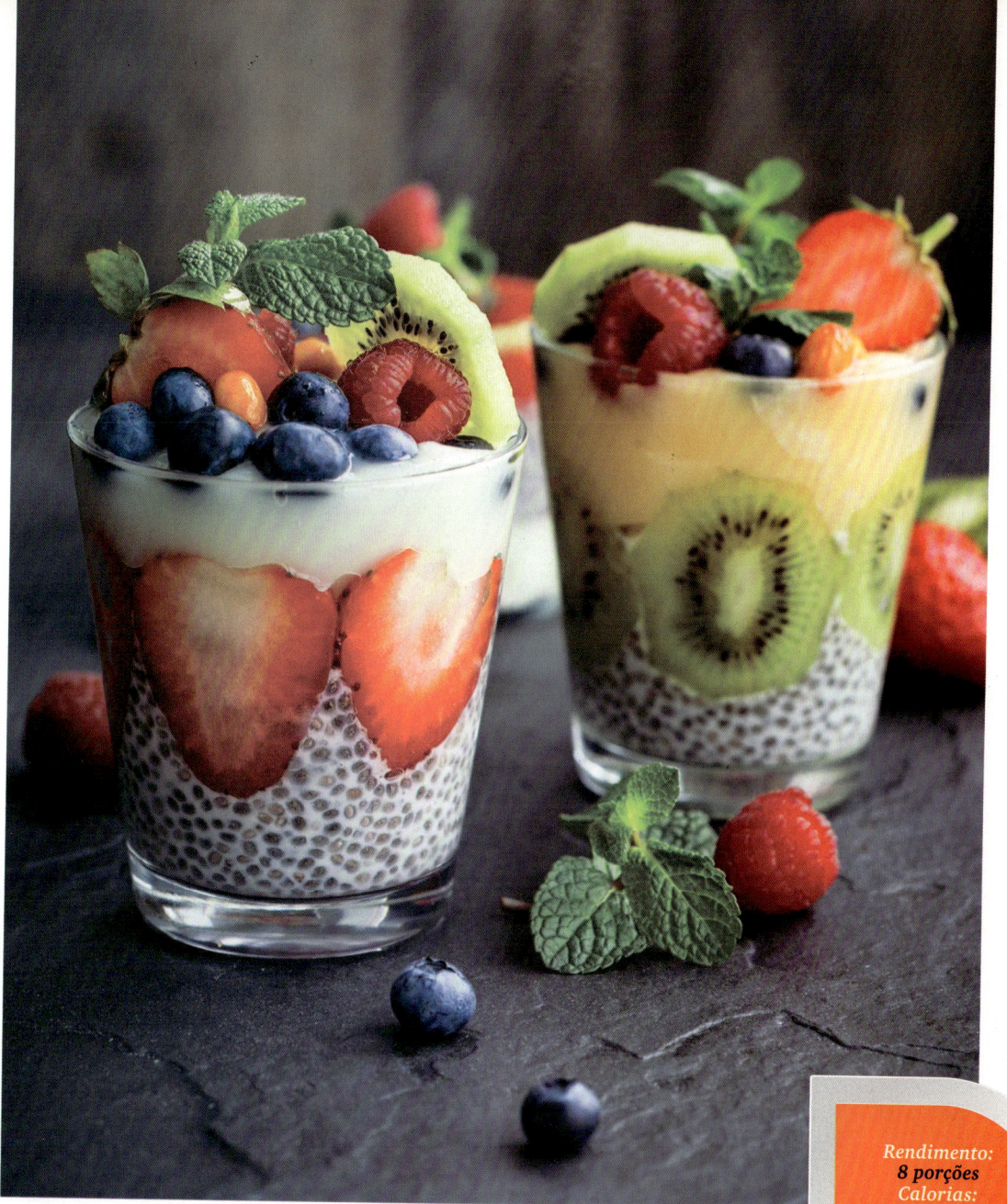

# Overnight oats de frutas

*Rendimento:* **8 porções**
*Calorias:* **333 kcal cada**
*Tempo de preparo:* **20 minutos**

## INGREDIENTES
- 4 xíc. (chá) de aveia em flocos grandes
- 4 col. (sobremesa) de chia
- 1 col. (sobremesa) de linhaça dourada
- 4 col. (sopa) de amaranto
- 4 col. (sopa) de mel
- 3 xíc. (chá) de leite de castanha-do-pará
- 1 xíc. (chá) de iogurte natural
- ¼ xíc. (chá) de morango picado
- ¼ xíc. (chá) de kiwi picado
- ¼ xíc. (chá) de maçã picada
- ¼ xíc. (chá) de uva roxa picada
- ¼ xíc. (chá) de tangerina picada
- ¼ xíc. (chá) de manga picada

## MODO DE PREPARO
1) Misture todos os ingredientes.
2) Leve à geladeira por aproximadamente 6 horas.

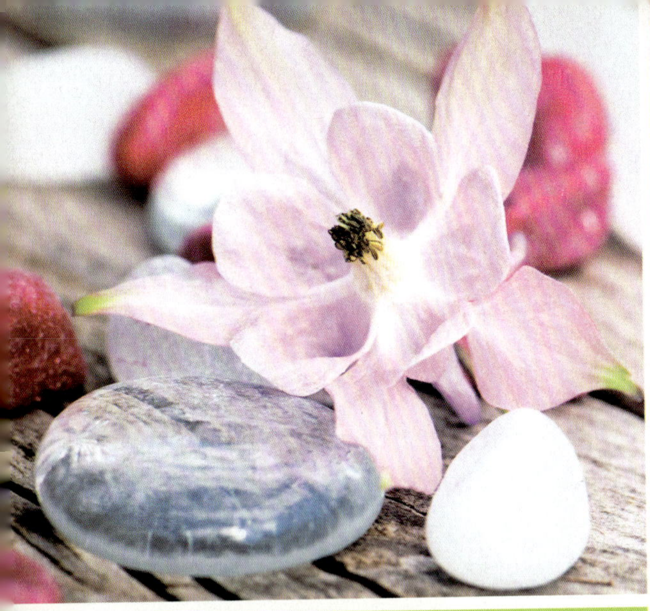
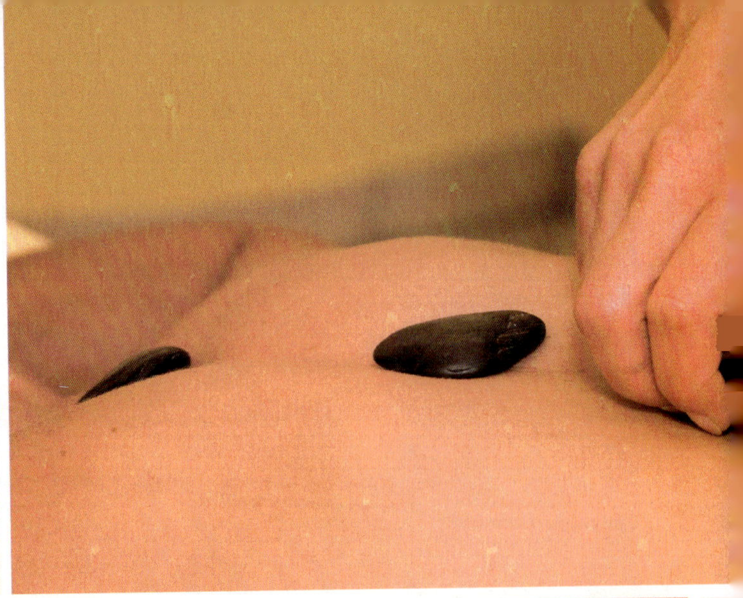
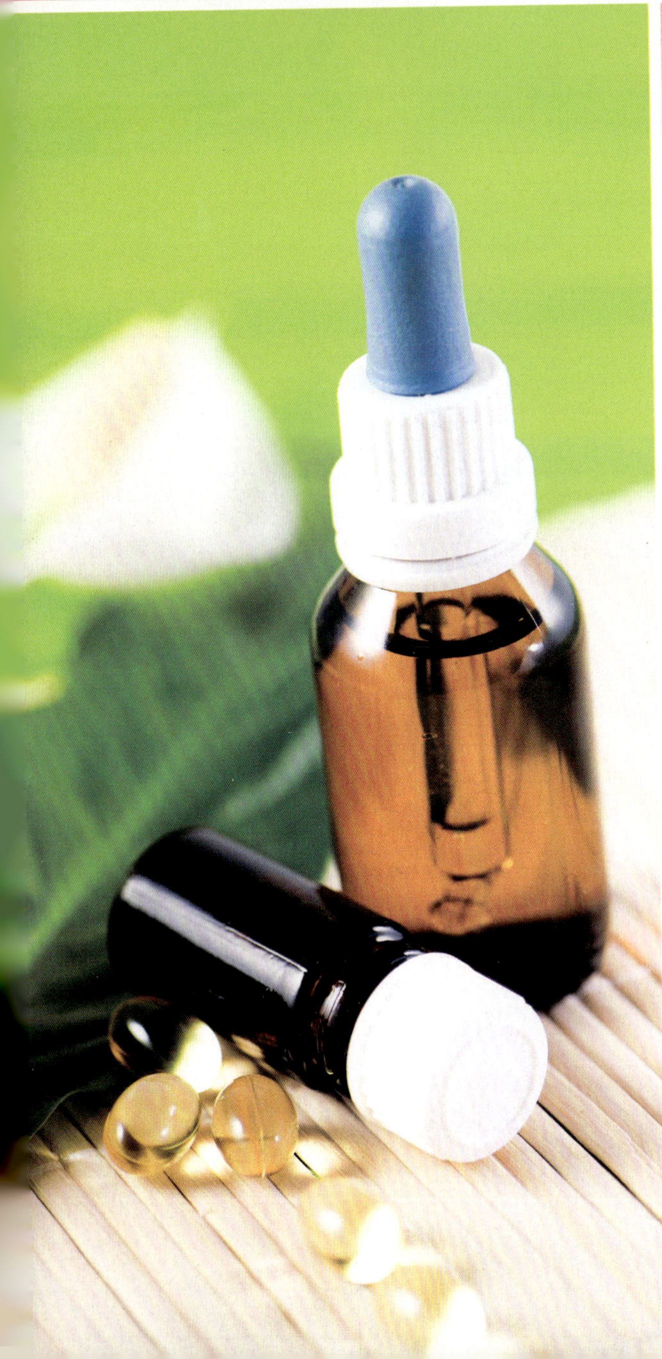
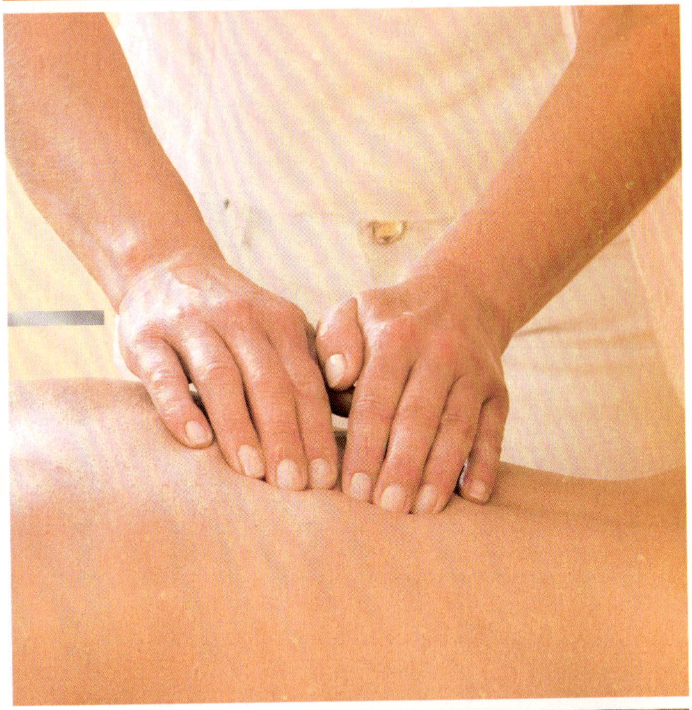
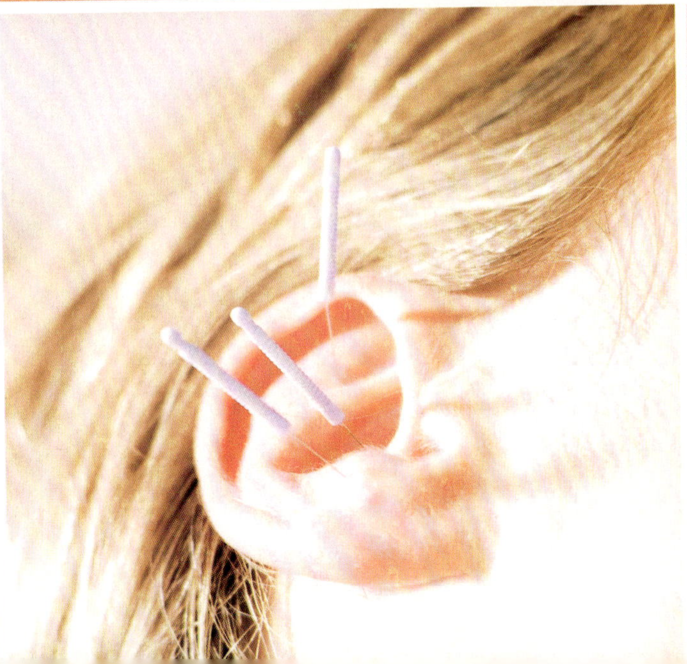

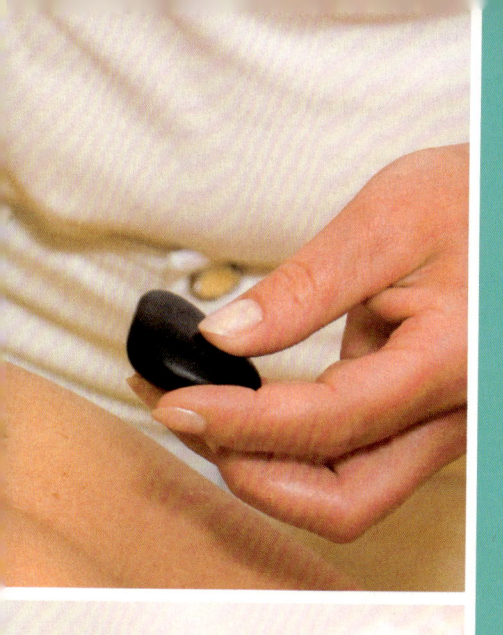

CAPÍTULO 4

# CONHEÇA OUTRAS *terapias*

Práticas Integrativas e Complementares têm crescido no Brasil, e várias delas já estão disponíveis pelo Sistema Único de Saúde. Saiba quais são os benefícios e fundamentos de algumas especialidades

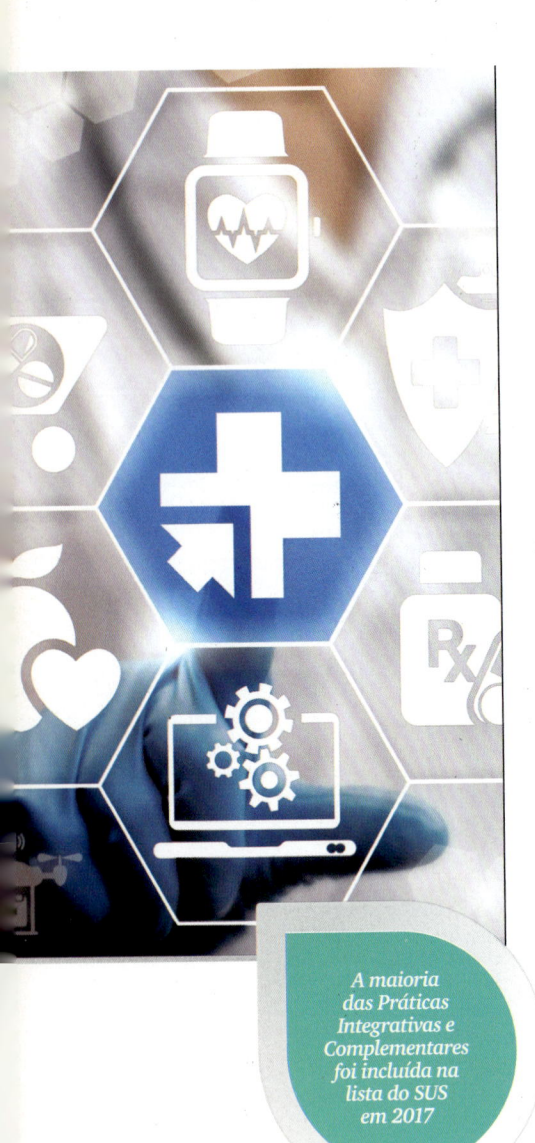

**CAPÍTULO 4**
## OUTRAS TERAPIAS

Acrescente demanda de pacientes à procura de métodos de cura não convencionais e as recentes descobertas da ciência comprovando os benefícios que a maioria desses tratamentos pode trazer ao organismo levaram o Sistema Único de Saúde (SUS) a inserir diversos recursos terapêuticos em sua lista de serviços. A maioria foi incluída em 2017 à Política Nacional de Práticas Integrativas e Complementares (PNPIC), que reúne terapias voltadas à cura e prevenção de transtornos como depressão, ansiedade e pressão alta.

Esses procedimentos já eram oferecidos por vários municípios brasileiros, de acordo com dados do Programa de Melhoria do Acesso e da Qualidade na Atenção Básica (PMAQ-AB), mas, com as inclusões, o Ministério da Saúde passou a ter informações qualificadas dessas práticas. Desde a implantação das primeiras especialidades, em 2006, a procura e o acesso dos usuários do SUS a tratamentos como homeopatia, fitoterapia e medicina tradicional chinesa cresceu exponencialmente. Hoje, cerca de 30% das Unidades Básicas de Saúde (UBSs) de todo o Brasil oferecem algum tipo de prática integrativa e complementar. Confira a seguir os fundamentos, aplicações e benefícios das principais modalidades disponíveis em hospitais e centros de atenção da rede pública.

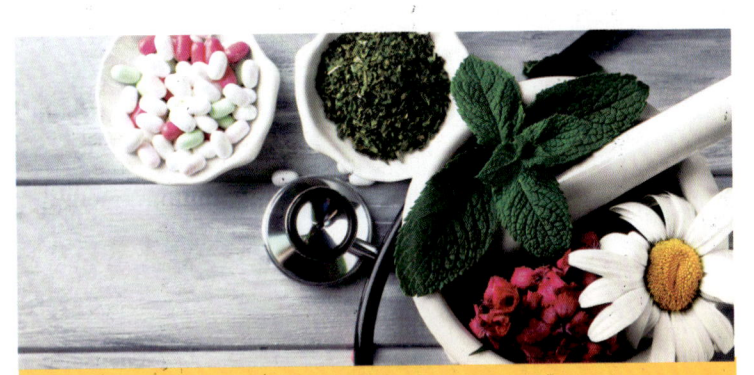

*A maioria das Práticas Integrativas e Complementares foi incluída na lista do SUS em 2017*

**INFORME-SE**
Para descobrir quais Práticas Integrativas e Complementares (PICs) oferecidas pelo SUS estão disponíveis na sua região, a Coordenação Geral de Gestão da Atenção Básica (CGGAB) recomenda que cada cidadão entre em contato com a Secretaria de Saúde do seu município.

## MEDICINA ANTROPOSÓFICA

Considerada uma ampliação da arte médica em um sentido mais integral, com base em critérios da Ciência Espiritual Antroposófica, a modalidade vai muito além dos exames físicos, levando em conta também o desenvolvimento emocional, o estado psicológico e toda a história de vida do paciente. O tratamento pode envolver medicamentos baseados em homeopatia ou fitoterapia, sessões de arteterapia e fórmulas da farmácia aplicada pela Antroposofia. Esses preparados têm sempre origem mineral, vegetal ou animal e nunca são sintéticos, embora o especialista consultado possa receitar também remédios alopáticos, se necessário. Mais do que a medicação adequada, o profissional prescreve orientações alimentares, de estilo de vida e de saúde em geral.

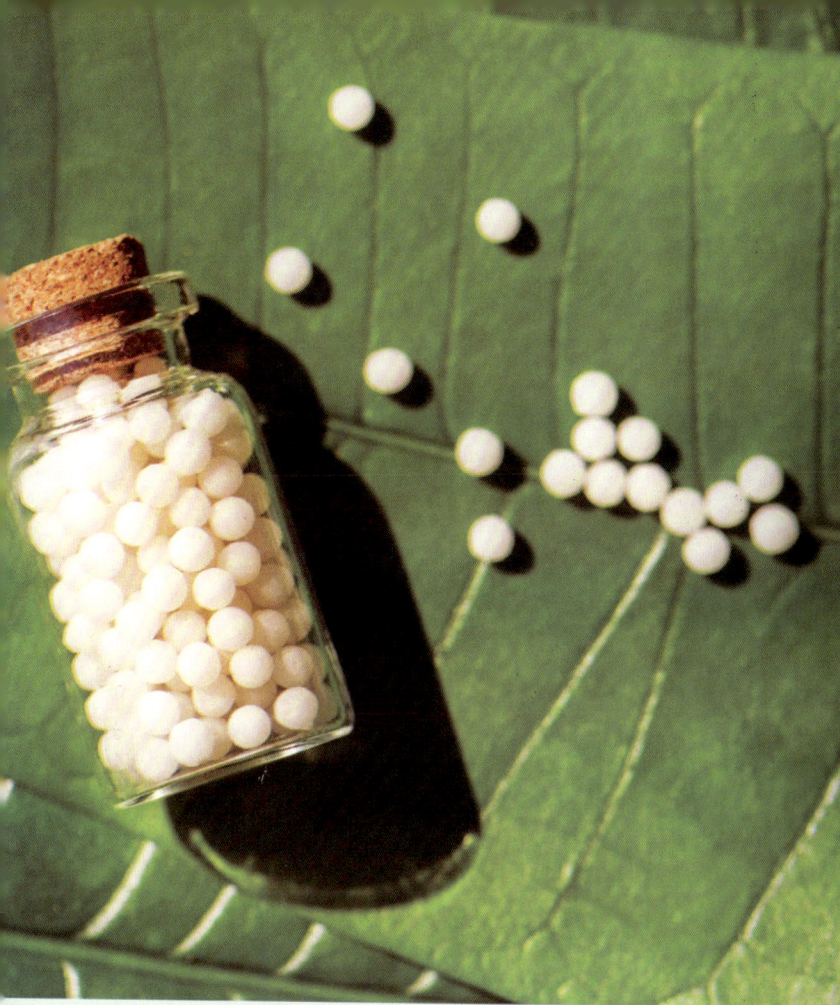

# Homeopatia

Criada no fim do século XVIII pelo alemão Samuel Hahnemann, a homeopatia baseia-se no princípio de que todas as substâncias presentes na natureza são capazes de curar os mesmos sintomas que produzem. Para tanto, são administradas doses altamente diluídas, geralmente na forma de comprimidos, com o objetivo de estimular o sistema de cura natural do organismo.

Essa terapia tem efeitos positivos em casos de doenças crônicas não transmissíveis, problemas respiratórios, alergias e transtornos psicossomáticos. No entanto, o assunto não é bem compreendido pela população. Por isso, o Centro de Práticas Integrativas e Complementares (CPIC) criou o chamado Acolhimento: reuniões feitas antes do início do tratamento homeopático — indicado por um médico conveniado ao SUS — para esclarecer dúvidas relacionadas à prática.

# Medicina Tradicional Chinesa/ Acupuntura

A medicina tradicional chinesa promove tanto o tratamento quanto a prevenção de doenças por meio de práticas milenares. Uma delas é a acupuntura, que consiste na aplicação de agulhas em regiões específicas do corpo para tratar problemas físicos e emocionais. Embora essa técnica já seja reconhecida pelo Ministério da Saúde há 27 anos, o maior acesso ao tratamento via SUS só veio com a implementação da PNPIC, em 2006.

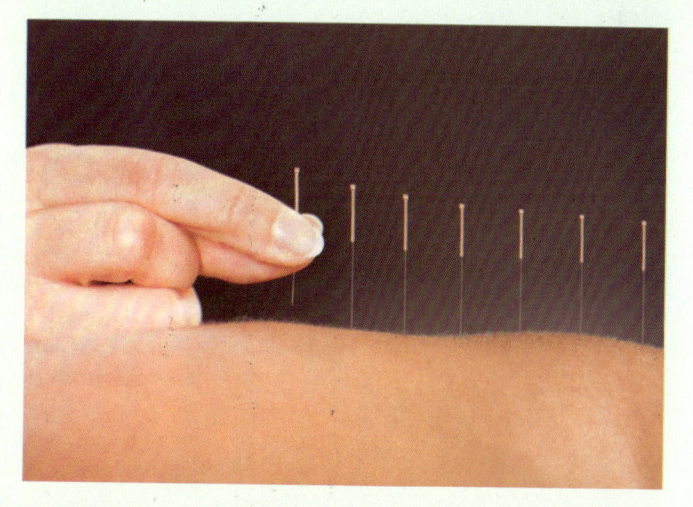

Desde então, várias cidades passaram a oferecer a acupuntura na rede pública. É o caso de Campo Verde (MS), onde o grande número de queixas de dor na coluna nas Unidades Básicas de Saúde Fluviais (UBSF) levou à criação de um Grupo de Lombalgia que lança mão das agulhas para aliviar dores nas costas. Os resultados foram imediatos e o uso da técnica na Atenção Básica ainda reduziu o número de encaminhamentos de média complexidade.

## Plantas Medicinais e Fitoterapia

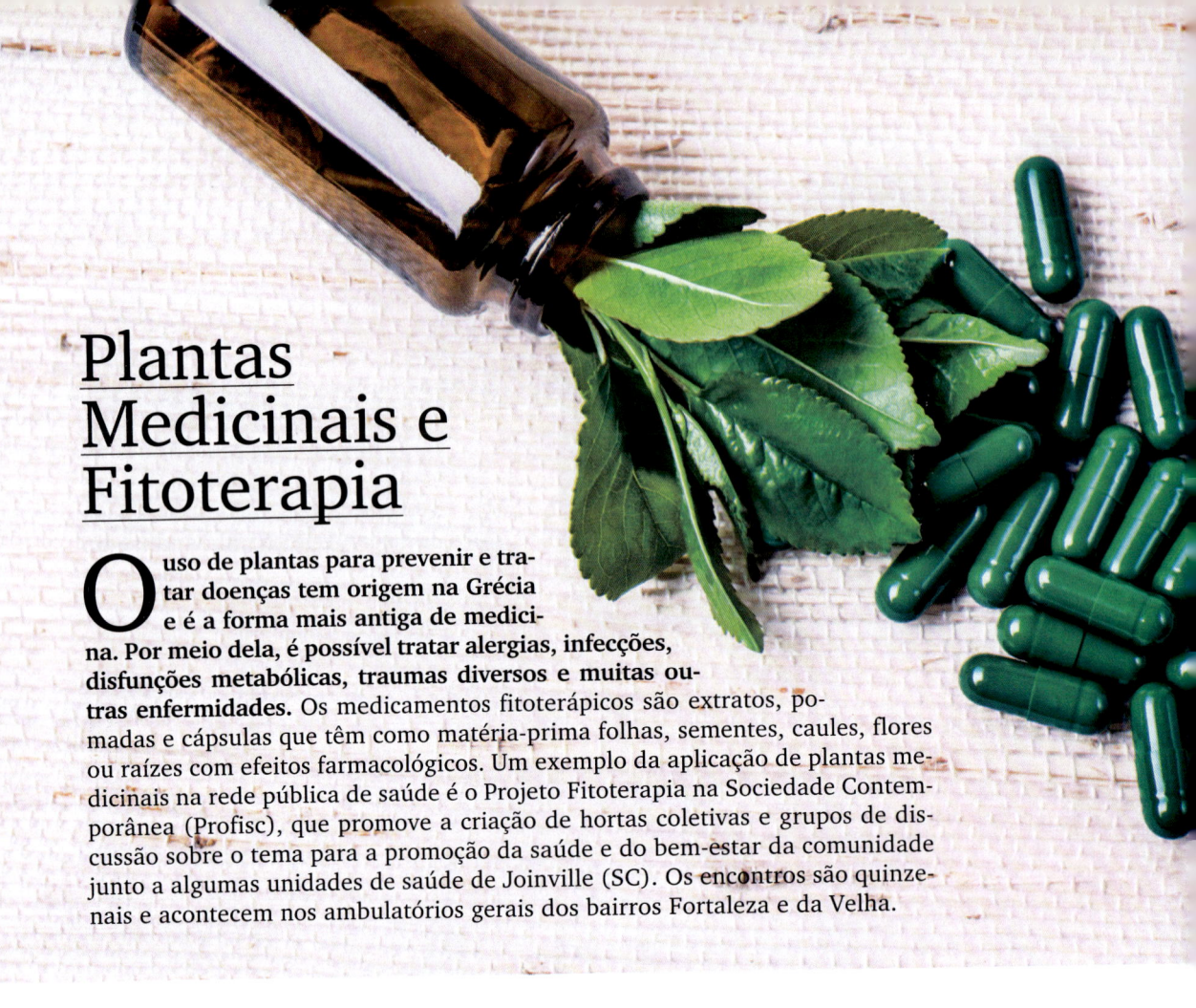

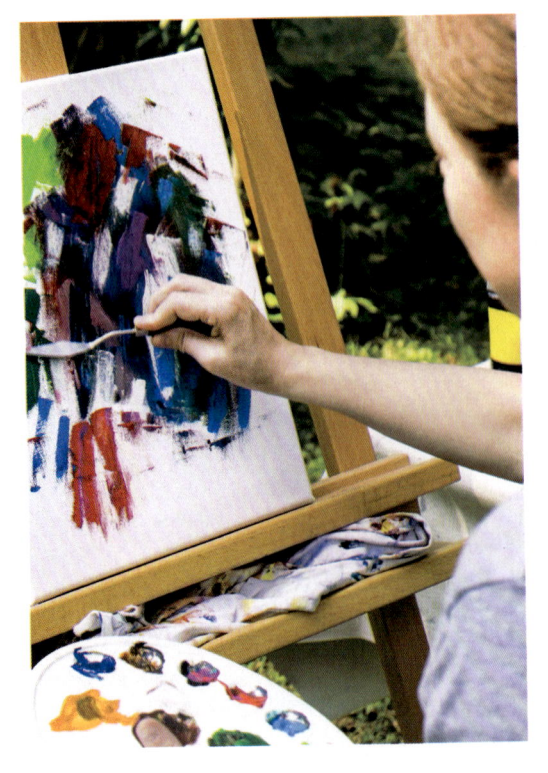

O uso de plantas para prevenir e tratar doenças tem origem na Grécia e é a forma mais antiga de medicina. Por meio dela, é possível tratar alergias, infecções, disfunções metabólicas, traumas diversos e muitas outras enfermidades. Os medicamentos fitoterápicos são extratos, pomadas e cápsulas que têm como matéria-prima folhas, sementes, caules, flores ou raízes com efeitos farmacológicos. Um exemplo da aplicação de plantas medicinais na rede pública de saúde é o Projeto Fitoterapia na Sociedade Contemporânea (Profisc), que promove a criação de hortas coletivas e grupos de discussão sobre o tema para a promoção da saúde e do bem-estar da comunidade junto a algumas unidades de saúde de Joinville (SC). Os encontros são quinzenais e acontecem nos ambulatórios gerais dos bairros Fortaleza e da Velha.

## Arteterapia

O método se baseia no uso de diversas formas de expressão artística com finalidades terapêuticas para a promoção de saúde e qualidade de vida. Hoje, a modalidade abrange as linguagens plástica, sonora, dramática, corporal e literária por meio de técnicas de pintura, música, modelagem, entre outras.

Além de complementar tratamentos médicos, a arteterapia tem ganhado espaço também nos âmbitos educacional e comunitário. Em João Pessoa (PB), o Centro de Práticas Integrativas e Complementares Equilíbrio do Ser usa a arte para tratar casos psiquiátricos como Síndrome do Pânico e Transtorno de Ansiedade Generalizada. Para atender pacientes com esses e outros transtornos mentais, os profissionais lançam mão de colagens, desenhos com lápis de cera, pinturas a guache, expressão corporal e construção de mandalas.

## Ayurveda

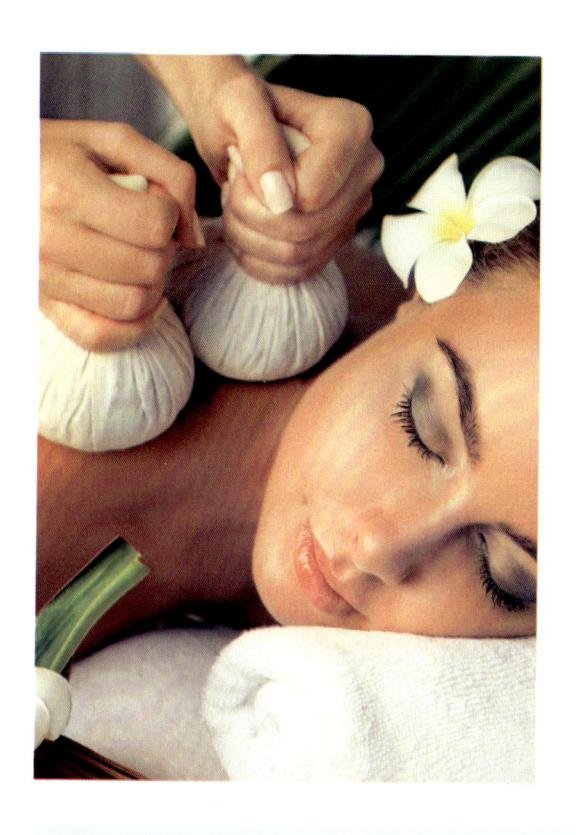

Tudo o que acontece no seu corpo físico e emocional é resultado do que você ingere e da maneira como pensa. Esse é o princípio da Ayurveda, que significa "ciência da vida" em sânscrito e se desenvolveu na Índia há milhares de anos. Para começar, é feita uma análise do indivíduo por meio de exames físicos e do estudo de seu histórico de vida.

A ideia é descobrir qual é o seu *dosha* — um perfil que classifica as pessoas de acordo com a personalidade, o funcionamento do organismo, características e necessidades. Ao descobrir se o *dosha* predominante é *Vata*, *Pitta* ou *Kapha*, o profissional define o tratamento mais adequado, que pode incluir métodos como sudação, massagens, desintoxicação, aplicação de óleos, plantas medicinais e dietas alimentares mais saudáveis, além das práticas de ioga e meditação, para alcançar o equilíbrio entre corpo, mente e alma.

## Termalismo Social/ Crenoterapia

O termalismo é um dos procedimentos medicinais mais antigos da história. Consiste em usar a água mineral em temperaturas acima de 25ºC para manter ou restabelecer a saúde. Já a crenoterapia complementa tratamentos médicos por meio da ingestão, inalação ou imersão em águas minerais, sejam quentes ou não.

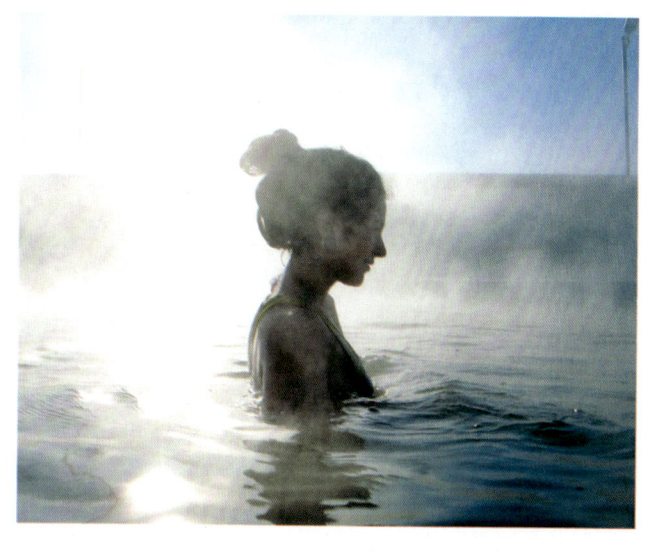

O que diferencia a água mineral da comum é a maior concentração natural de sais e outras substâncias benéficas ao organismo. As técnicas entraram na relação do Ministério da Saúde graças ao potencial brasileiro desse recurso terapêutico, que trata desde doenças reumáticas até afecções dermatológicas. Em Santo Amaro da Imperatriz (SC), o SUS oferece a terapia a pacientes com dores crônicas por meio do projeto Termalismo na Atenção Básica Catarinense. Eles são atendidos na estância de águas termais da cidade, conhecida por seus efeitos analgésicos.

**CAPÍTULO 4**
OUTRAS TERAPIAS

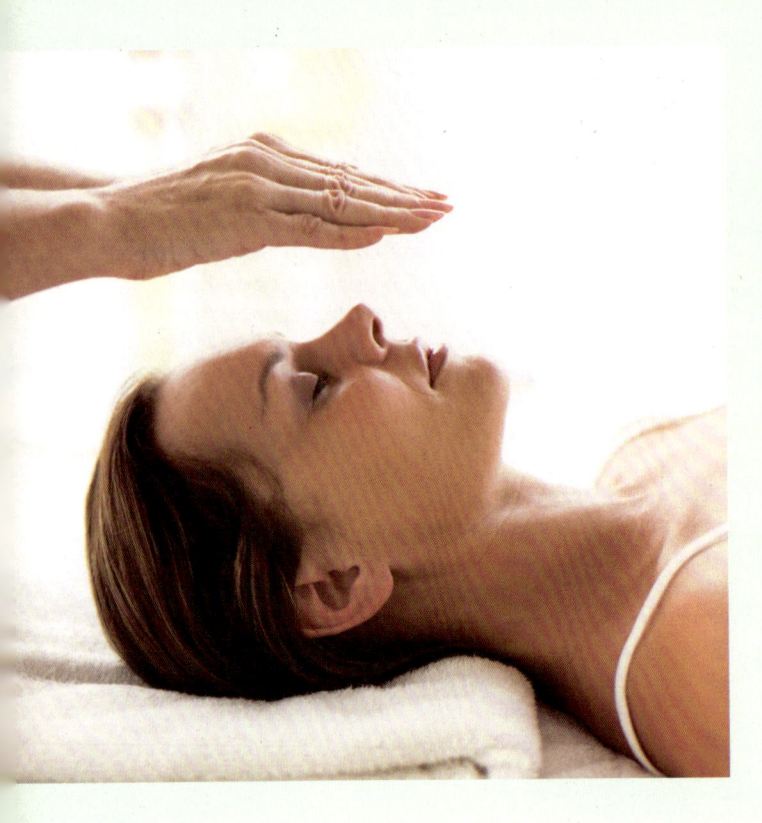

## Reiki

Baseada no conceito de que uma energia invisível flui dentro de todo ser vivo, a filosofia do reiki considera que, se essa força estiver sempre em alta, a pessoa será mais capaz de se manter saudável e feliz. Dentro desse contexto, desenvolveu-se um sistema natural de harmonização e reposição energética que visa manter a saúde e promover a cura.

Para tanto, a técnica usa a imposição das mãos por meio de toque ou aproximação, na qual o terapeuta passaria a energia vital do universo para o paciente através dos seus chacras, proporcionando sensações de paz, segurança e bem-estar. No Rio de Janeiro, uma parceria da CAP 3.2 com o Hospital Maternidade Carmela Dutra já beneficiou centenas de funcionários de ambas as entidades com atendimentos de reiki. Feito por voluntários, o projeto tem como objetivo diminuir a carga de estresse e ansiedade dos profissionais da saúde.

## Quiropraxia

Essa terapia manipulativa ajuda a diagnosticar, tratar e prevenir desordens nos sistemas nervoso, muscular e ósseo. O objetivo é avaliar, identificar e corrigir as subluxações vertebrais e o mau funcionamento das articulações, que podem afetar o mecanismo da coluna e a função neurológica do paciente. Por isso, a técnica foca mais a solução da causa do problema do que seus sintomas.

Em vez de prescrever remédios ou procedimentos cirúrgicos, o profissional quiroprata age para buscar o funcionamento correto da mecânica do corpo. Durante o atendimento, o especialista ainda pode indicar uma série de exercícios específicos para auxiliar na reabilitação, oferecer orientações sobre nutrição e sugerir outras práticas que potencializam os benefícios da quiropraxia.

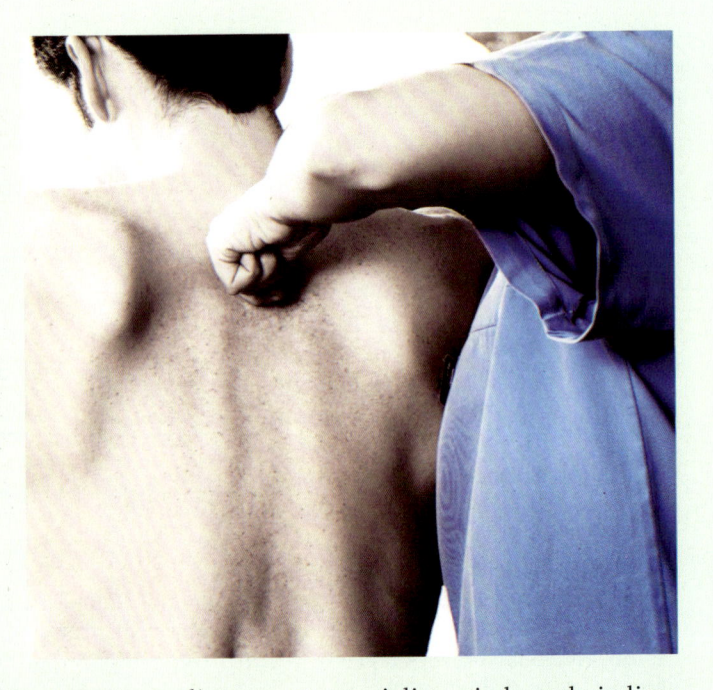

88 MEDITAÇÃO

## Ioga

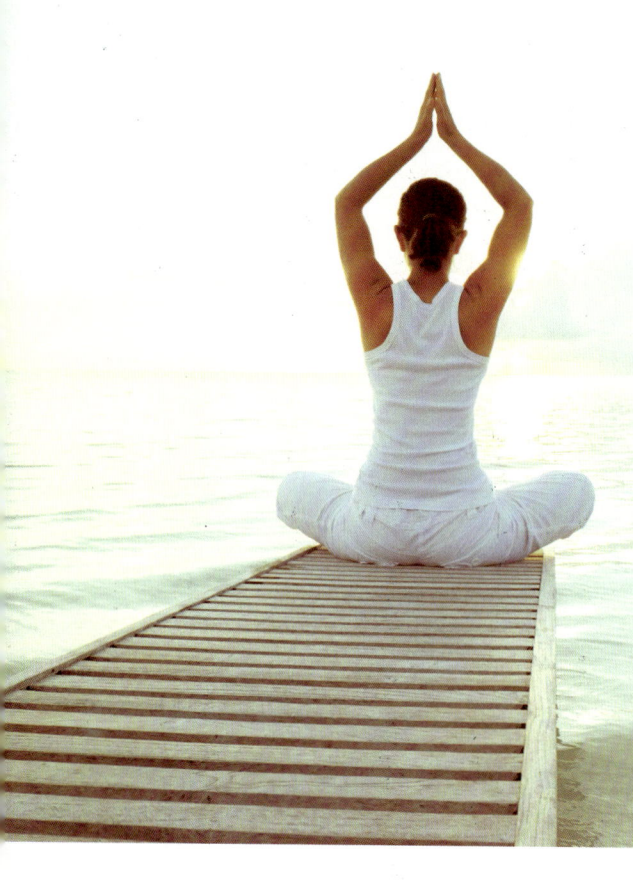

Derivado da palavra em sânscrito "yuj", que significa "unir ou integrar", o método é um conjunto de conhecimentos milenares que visa harmonizar corpo e mente por meio de técnicas de respiração, postura e meditação. Durante as aulas, o ato de inspirar deve ser feito sempre pelas narinas, de maneira lenta, rítmica e controlada.

Já a atenção deve concentrar-se nos movimentos, a fim de melhorar a flexibilidade e a consciência corporal do indivíduo. Em Campinas (SP), há grupos de ioga que se reúnem semanalmente. Os encontros ocorrem em locais comunitários dentro dos territórios de cobertura de cada Centro de Saúde, para que sejam mais acessíveis à população. As aulas — abertas ao público — ajudam a manter a saúde e também servem como complemento ao tratamento clínico de diversas doenças.

## Reflexoterapia

Baseia-se nos princípios da reflexologia, uma técnica terapêutica que identifica e trata distúrbios orgânicos e desequilíbrios emocionais por meio do estímulo e da aplicação de pressão nas terminações nervosas de pontos específicos dos pés ou das mãos.

Feita sempre por um fisioterapeuta ou acupunturista, a reflexoterapia parte da premissa de que todo o corpo se reflete nos pés e nas mãos. Por isso, quando esses pontos de reflexo são pressionados, pode-se melhorar o sistema imunológico e a circulação sanguínea, revigorar o organismo, aliviar tensões, reduzir inflamações, tratar transtornos como ansiedade ou insônia e muito mais, pois ativa-se o sistema de cura do corpo para que ele atinja o ponto natural de equilíbrio.

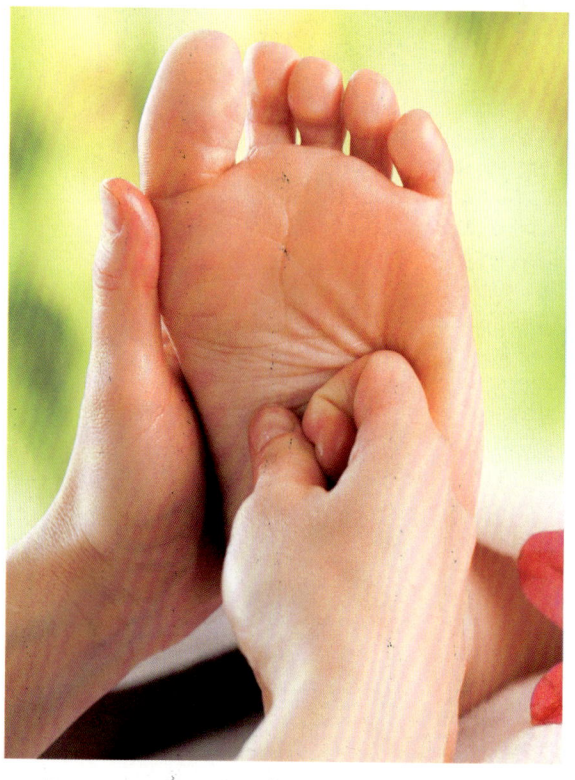

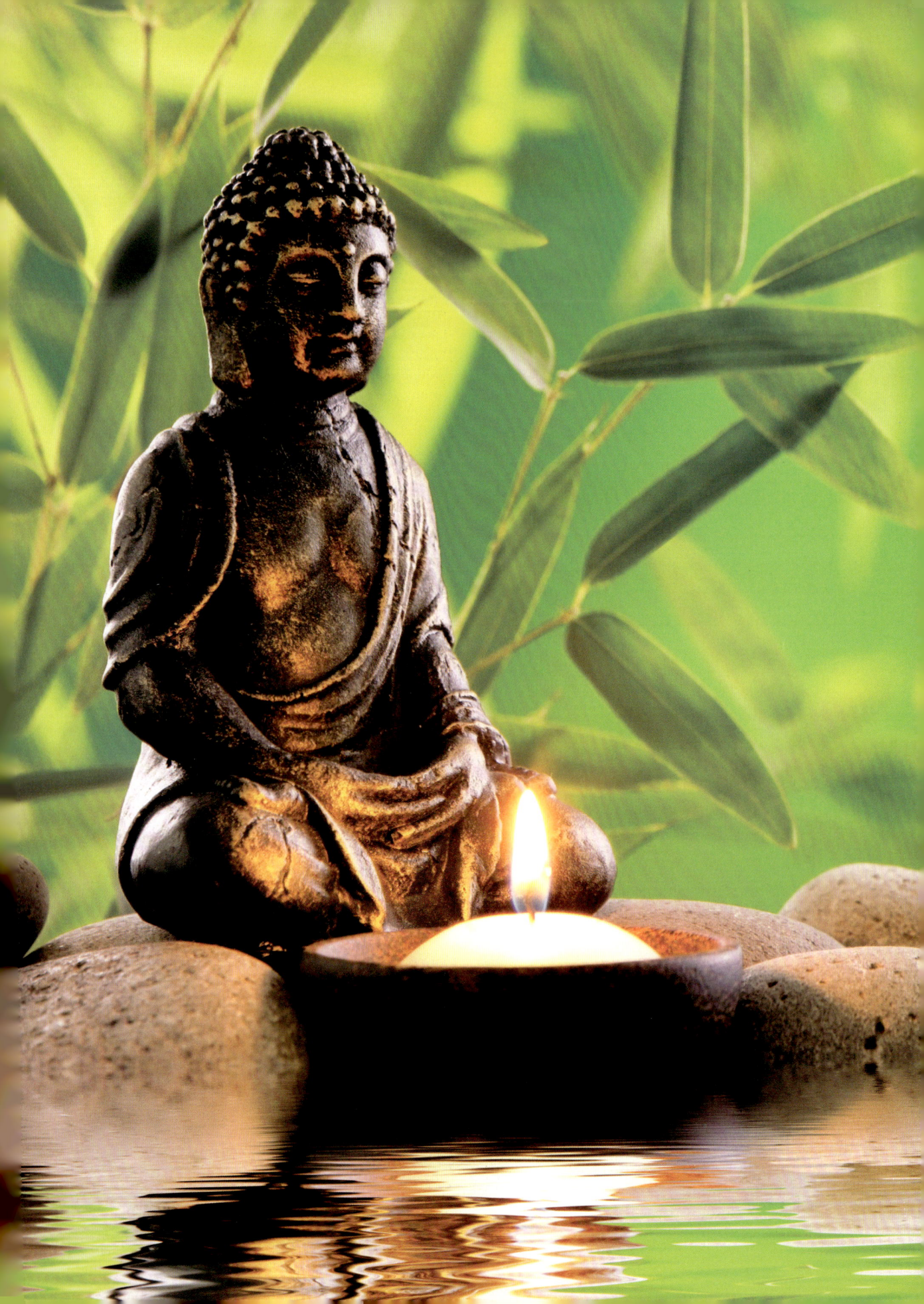

CAPÍTULO 5

# EM CASO DE DÚVIDAS, *consulte aqui*

*Especialistas respondem as perguntas mais frequentes sobre meditação e o conceito mindfulness*

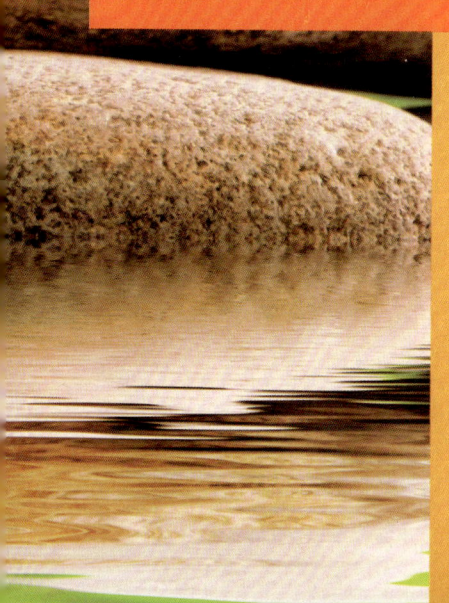

**CAPÍTULO 5**
# EM CASO DE DÚVIDAS, CONSULTE AQUI

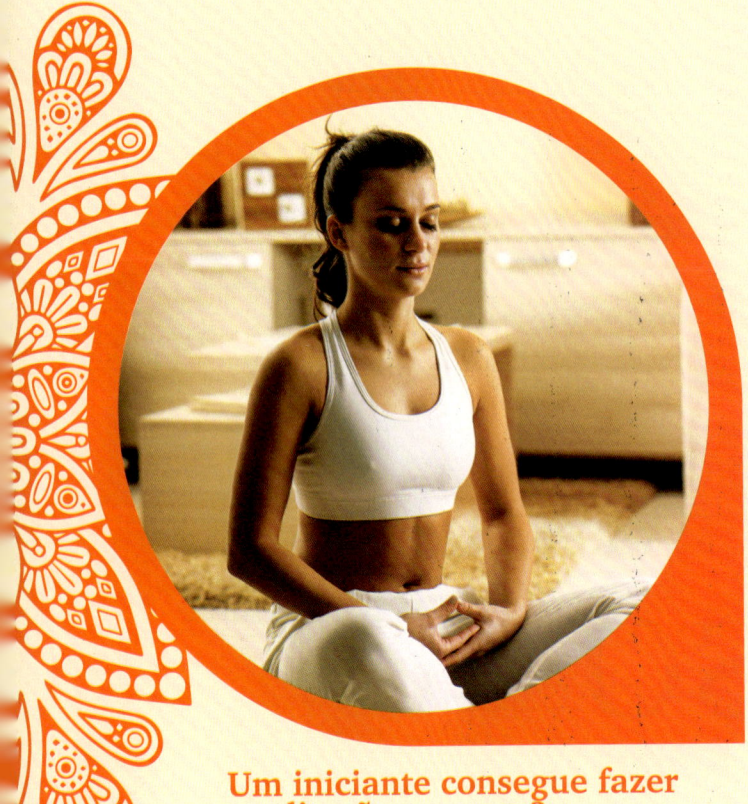

## Um iniciante consegue fazer meditação em casa?

*A bailarina e musicista pós-graduada em ioga Ana Rita Simonka ensina que, mais importante do que o exercício escolhido, é saber observar os efeitos:* "A pessoa deve saber que a meditação conduz ao balanceamento da energia vital. Então, numa prática, você deve se sentir ao mesmo tempo profundamente relaxado e muito energizado". *Esse é o referencial para qualquer meditação, que pode ser encontrado em bons livros ou CDs para a prática da meditação em casa. A principal dica é tentar não ficar inseguro: um atleta amador não consegue correr 40 km logo de saída, ficaria exausto e pararia bem antes de sofrer qualquer dano sério. Um meditador que está dando os primeiros passos também não tem como ultrapassar a "faixa de risco". Muitas vezes, ele adormece, mas não pode desistir.*

## O ambiente pode interferir na prática meditativa?

*Para quem está começando, a escolha do ambiente faz a diferença, que deve ser longe de barulho.* "Isso, claro, fica menos importante à medida que o treinamento evolui. Mas, mesmo meditadores experientes ainda se beneficiam de um ambiente tranquilo", *garante Roberto Cardoso, ginecologista, obstetra e autor do livro Medicina e Meditação – Um Médico Ensina a Meditar (MG Editores).*

## Há contraindicações para a prática do *mindfulness*?

*Praticamente todas as pessoas podem meditar e contraindicações para a prática são raras.* "Um cuidado especial deve ser tomado com pessoas com diagnóstico de esquizofrenia", *adverte Roberto Cardoso, ginecologista, obstetra e autor do livro Medicina e Meditação – Um Médico Ensina a Meditar (MG Editores).*

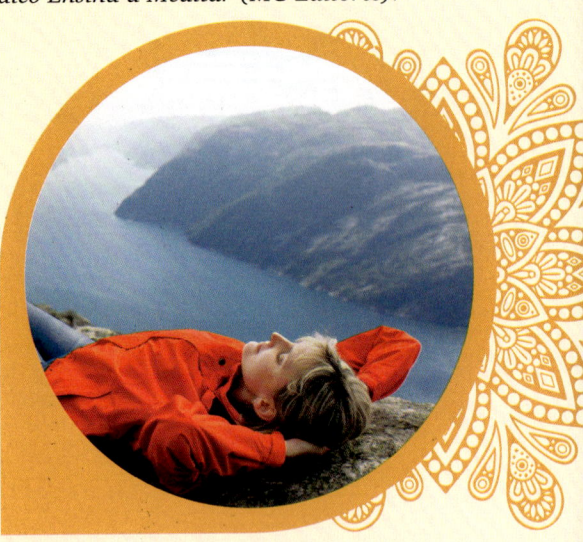

## Não consigo sentar no chão e cruzar as pernas. Em vez disso, posso meditar em uma cadeira ou deitado?

*Sim. Pode-se meditar de pé, caminhando, deitado e até dançando. Qualquer posição na qual você consiga manter-se confortavelmente é apropriada para a meditação. Principalmente se a sua coluna permanecer ereta, pois inclinar-se para frente ou para o lado, de modo que seu corpo lute contra a gravidade, pode provocar dores nas costas e dificultar a prática no decorrer das semanas e meses. A única desvantagem de meditar deitado é que você tem maior probabilidade de cair no sono, ainda mais se estiver na cama.*

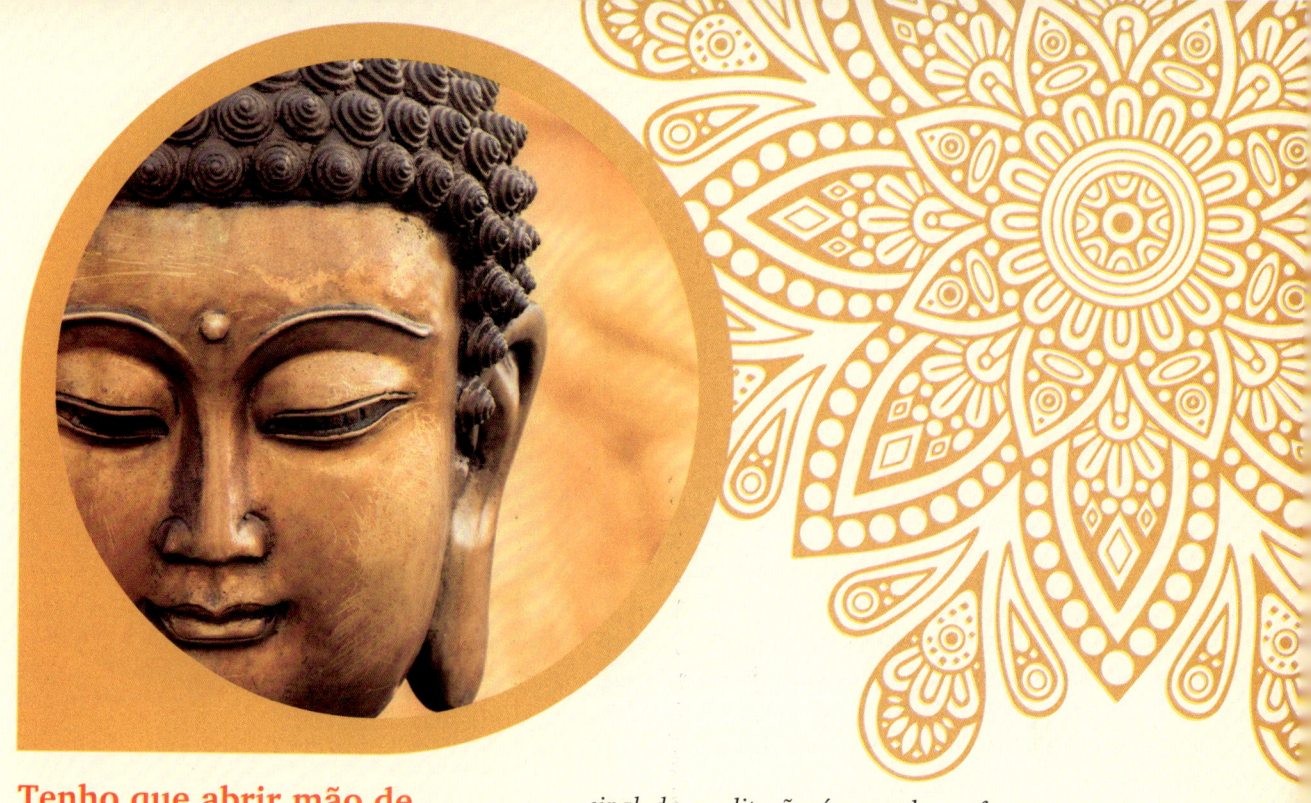

## Tenho que abrir mão de minha religião para meditar?

*Absolutamente não. No livro Meditação para Leigos (Editora Alta Books), o autor Stephan Bodian lembra que os princípios e técnicas básicas da meditação podem ser aplicados em qualquer tradição ou orientação espiritual e religiosa. Na verdade, muitas pessoas dizem que os métodos de meditação com raízes orientais aprofundam as conexões do praticante com suas próprias crenças ocidentais, ao complementar a oração e a fé com um pouco de experiência direta do amor e da presença de Deus. "A meditação envolve apenas fazer uma pausa em sua vida agitada, respirar fundo algumas vezes, sentar-se quietamente e voltar a atenção para o seu interior. O que você descobrir não é Zen, Sufi ou Transcendental, mas simplesmente você — completo, com todas as suas crenças, afiliações e traços de personalidade", diz o psicoterapeuta na publicação.*

## Ter a mente muito agitada torna a meditação uma prática inviável?

*Segundo o cientista e especialista em meditação Chris LuVogt, muitas pessoas usam a desculpa de que não são "boas" na meditação como a razão pela qual não meditam. Isso faz tanto sentido quanto dizer que você não malha porque está fora de forma. O ponto principal da meditação é aprender a focar sua mente, e a praticar essa habilidade. É por isso que é chamado de prática.*

## Meditar ajuda a memória?

*Sim. Segundo pesquisadores do Massachusetts General Hospital (MGH), Harvard Medical School e do Massachusetts Institute of Technology (MIT), meditar melhora a memória e a concentração. Tais efeitos positivos podem ser resul-*

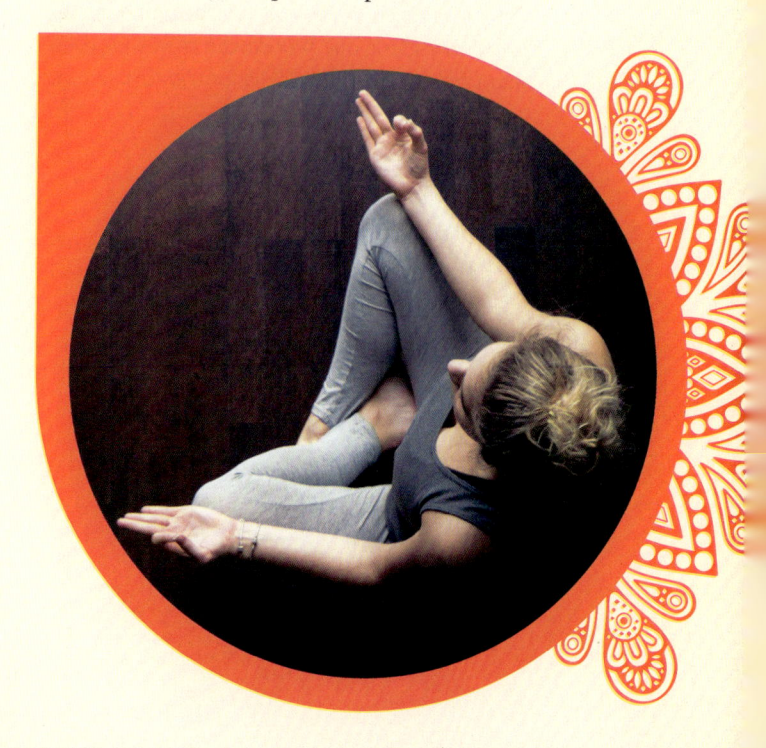

**CAPÍTULO 5**
## EM CASO DE DÚVIDAS, CONSULTE AQUI

tado de um controle maior das ondas cerebrais — mais especificamente do ritmo alfa. Para eles, meditar afeta positivamente funções cerebrais básicas, independente da idade do praticante.

### Mindfulness e meditação são a mesma coisa?

*Não.* Para o cientista Chris LuVogt, meditação é simplesmente uma técnica usada para treiná-lo a aprender a ser consciente. É como um exercício direcionado para o seu cérebro, que treina você a aprender uma habilidade particular: estar ciente de onde você está gastando sua energia atencional. O mindfulness, por outro lado, é um modo de vida. Pode ser praticado em cada coisa que se faz. Você pode andar conscientemente, comer conscientemente, ouvir atentamente, falar conscientemente — dirigir, ler, brincar e amar atentamente. Mindfulness é sobre estar presente e consciente do que está acontecendo em torno de você, encapsulado nestas três palavras: esteja aqui agora.

### É verdade que quem medita vive mais e melhor?

*Segundo pesquisadores da Meditação Transcendental, sim.* Um estudo publicado na revista *Personality and Social Psychology* mostrou que pessoas da terceira idade que praticavam a meditação tinham não só maiores habilidades cognitivas e comportamentais como também viviam mais do que aqueles que não meditavam. Mais de 70 residentes de oito lares para idosos, com uma média de 81 anos, foram designados aleatoriamente a participar de quatro grupos distintos. Um grupo não recebeu tratamento, outro praticou a Meditação Transcendental, um terceiro grupo fez treinamento de distinção ativa com atenção plena (diferente do mindfulness) e o quarto foi submetido a um programa de relaxamento (com pouca atenção). Nas medições de aprendizado associativo, habilidades cognitivas, saúde mental, envelhecimento e flexibilidade comportamental, o grupo que fez Meditação Transcendental se saiu melhor que os outros três. E depois de três anos, tinha uma taxa de sobrevivência de 100%, enquanto que o de treinamento apresentou taxa de 87,5% e os outros dois grupos registraram taxas ainda menores. Ou seja, quem medita fica com a mente afiada e vive mais.

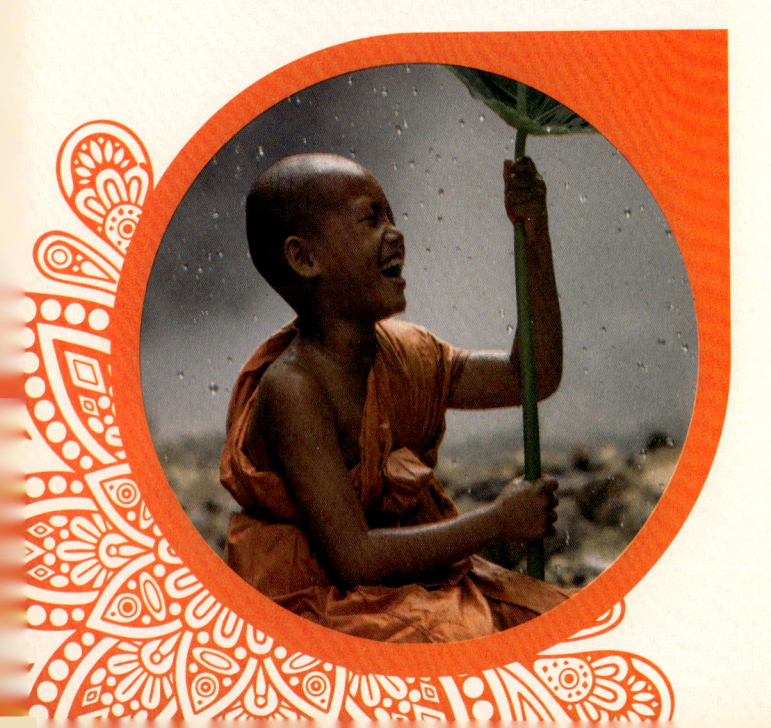

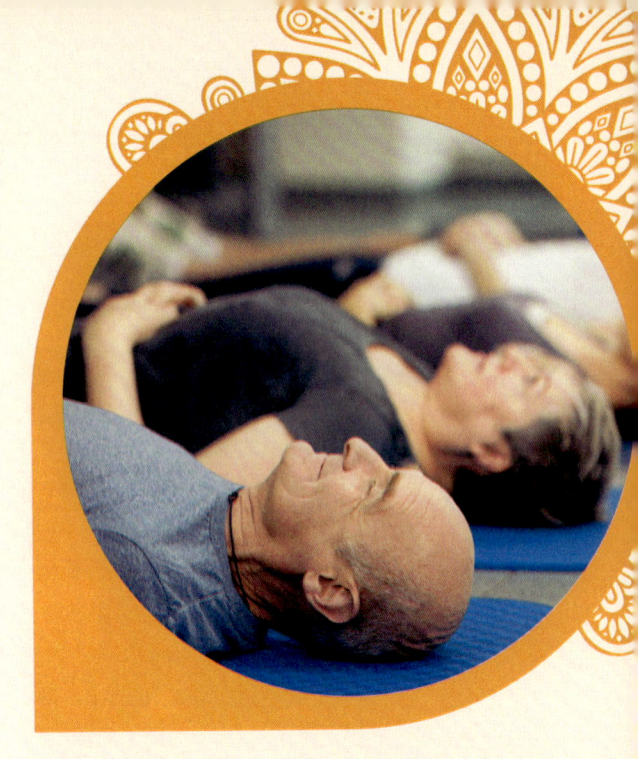

### A meditação tem o poder de tornar as pessoas mais empáticas, como os monges?

*Sim.* Um estudo publicado na revista *Journal of Humanistic Psychology* (Lesh, 1970) comprovou o que meditadores e mestres budistas (sempre com um sorriso bondoso no rosto) já afirmavam há muito tempo: a meditação ajuda o praticante a enxergar além das suas preocupações egocêntricas e sintonizar-se com os sentimentos dos outros, desenvolvendo a compaixão. Para tanto, pesquisadores investigaram a Meditação Zen (zazen) e o crescimento da empatia em orientadores, utilizando a caracterização de empatia do psicólogo Carl Roger, tanto para a capacidade de sentir o que o paciente está sentindo como também para a habilidade em comunicar essa sensibilidade de uma maneira sintonizada com o estado emocional do paciente.

## O que fazer quando o cônjuge ou outras pessoas da família não apoiam a prática de meditação?

*Se os seus entes forem declaradamente contra, o melhor é meditar fora de casa, em um grupo ou classe. Mas se eles apenas costumam interrompê-lo em momentos inoportunos ou exigem a sua atenção justo na hora em que você está meditando, vale primeiramente conversar com eles e explicar o quanto essa prática é importante para você. Ressalte que o fato de passar cinco ou dez minutos por dia recolhido em silêncio não significa que você os ame menos, e procure mostrar os benefícios que esse hábito tem proporcionado à sua saúde física, mental, emocional e até mesmo espiritual. Talvez, com o tempo, eles comecem a perceber o quanto a meditação tem colaborado para torná-lo uma pessoa mais relaxada, tranquila, atenciosa, e até se disponham a praticar também.*

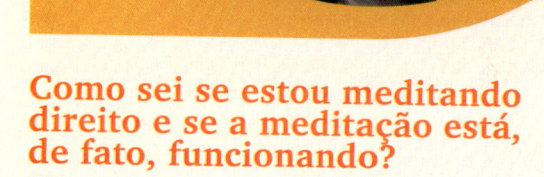

## Como sei se estou meditando direito e se a meditação está, de fato, funcionando?

*Para o psicoterapeuta Stephan Bodian, autor do livro Meditação para Leigos (Alta Books), essas duas perguntas refletem o perfeccionismo movido por metas em cada um de nós, monitorando nossas atividades para ter certeza de que as estamos fazendo direito. Mas a melhor coisa sobre a meditação é que não tem como dar errado.* "Na verdade, é o perfeccionismo que causa a maior parte do seu estresse, e o objetivo da meditação é reduzir o estresse, não intensificá-lo. Por isso, quando for meditar, simplesmente deixe o perfeccionismo de lado e continue a retornar delicadamente para o seu foco no aqui e agora. As experiências que podem surgir quando medita — sonolência, pensamentos agitados, desconforto físico, inquietação e emoções fortes — não indicam que você está indo pelo caminho errado. Pelo contrário, elas são os grãos para o moinho de sua meditação, os velhos hábitos e padrões que são transformados na medida em que você aprofunda a sua prática", explica o autor.

# ÍNDICE REMISSIVO

**A**
Acupuntura  13, 85
Alimentação  10, 64 a 81
Ansiedade  20, 21, 24, 30, 47, 49, 51, 60
Aromaterapia  55
Arteterapia  86
Artrite  50
Asma  50
Atividade física  12, 58
Ayurveda  87

**B**
Benefícios da meditação  20, 22, 23, 24, 25, 26, 27
Budismo  16, 17, 35, 36, 37
Budismo Kadampa  37
Budismo Vipassana  36, 63
Budismo Zazen  35
Bulimia  66

**C**
Caminhada  12, 58
Câncer  51
Cérebro  22, 23
Chá  58
Circulação sanguínea  13, 31
Compaixão  21, 26
Córtex cerebral  17, 22, 23, 49, 60
Crenoterapia  87
Criatividade  20, 25, 30, 33

**D**
Dakshina Tantra  33
Dança Circular Sagrada  39, 58
Depressão  20, 21, 46, 48
Deficit de atenção  43
Diabetes  11, 21, 44, 45, 66
Dores crônicas  21, 24, 30, 42

**E**
Efeitos da meditação  22, 23, 24, 25, 26, 27
Estresse  12, 20, 22, 24, 25, 33, 46, 49, 50, 51, 60
Esquizofrenia  21

**F**
Fertilidade  50
Fibromialgia  51
Fitoterapia  86

**G**
Gastrite  51

**H**
Hare Krishna  28, 38
Hiperatividade  43
Hipertensão arterial  13, 20, 21, 30, 44
História da meditação  16, 17
Homeopatia  85

**I**
Imunidade  13, 17, 20, 31, 43, 89
Insônia  11, 20, 27, 48
Ioga  13, 31, 32, 33, 34, 58, 89

**J**
Japamala  38

**K**
Kriya Yoga  32
Kundalini  31

**M**
Maha-mantra  38
Medicina Antroposófica  84
Medicina Ayurvédica  87
Medicina Integrativa  11, 13, 84
Medicina Tradicional Chinesa  85
Meditação Transcendental  30
Memória  20, 30, 33, 39, 43, 49, 60, 72, 85
Mindfulness  16, 18, 21, 24, 26, 27, 42, 46, 47, 48, 54, 56, 58, 64 a 71, 90 a 95
Mindful Eating  44, 45, 64 a 71
Música  59

**N**
Nirvana  22

**O**
Obesidade  11, 21, 44, 46, 66

**P**
Plantas medicinais  86
Psoríase  50
Práticas Integrativas e Complementares  11, 13

**Q**
Quiropraxia  88

**R**
Raja Yoga  34
Reflexoterapia  89
Reiki  13, 88
Respiração  13, 54, 55, 58

**S**
Silêncio  13, 60, 62, 63
Síndrome de Burnout  49
Síndrome do Intestino Irritável  51
Sistema nervoso  23, 31
Sono  11, 27, 51
SUS  16, 39, 49, 82 a 89

**T**
Termalismo Social  87

**V**
Vícios  20, 26

# COLABORADORES

## A
**ALEXANDRE LOPES**
Terapeuta
al@artedeviver.org.br

**AMBULATÓRIO DE ANSIEDADE (AMBAN)**
amban.org.br

**AMERICAN DIABETES ASSOCIATION**
diabetes.org

**AMIT GOSWAMI**
Físico e defensor do misticismo quântico
amitgoswami.com.br

**ANDRÉ SIQUEIRA MATHEUS**
Gastroenterologista
(11)3052-0732
asmatheus.site.med.br

**ARTE DE VIVER**
artedeviver.org.br

**ASSERTIVA MINDFULNESS**
assertivamindfulness.com.br

**ASSOCIAÇÃO BRASILEIRA DE DAKSHINA TANTRA YOGA (ABDTY)**
abdty.wordpress.com

## B
**BRAHMA KUMARIS**
brahmakumaris.org.br

**BRUNA RODRIGUES MONTE CHRISTO**
nortedor.com.br

## C
**CENTRO BRASILEIRO DE MINDFUL EATING**
mindfuleatingbrasil.com.br

**CENTRO BRASILEIRO DE MINDFULNESS E PROMOÇÃO DA SAÚDE (MENTE ABERTA)**
(11) 5089-9232
mindfulnessbrasil.com

**CENTRO DE MINDFULNESS E REDUÇÃO DE ESTRESSE DO RIO DE JANEIRO**
(21) 2523-9572
brasilmindfulness.com

**CHRISTIAN BARBOSA**
Gestor de tempo
christianbarbosa.com.br

## D
**DEBORAH DUBNER**
Especialista em Dança Circular Sagrada
deborahdubner.com.br

**DEEPAK CHOPRA**
Médico e professor de ayurveda, espiritualidade e medicina corpo-mente
deepakchopra.com

**DEPARTAMENTO DE PRÁTICAS INTEGRATIVAS E COMPLEMENTARES NO MINISTÉRIO DA SAÚDE**
(61) 3315-9034
pics@saude.gov.br

**DRIELE QUINHONEIRO**
Nutricionista e membro do Centro Brasileiro de Mindful Eating
mindfuleatingbrasil.com.br

## E
**ELAINE LILLI FONG**
Terapeuta psicocorporal
(11) 3741-0199
elainelilli.com.br

## F
**FÁBIO BICALHO**
Nutricionista funcional
fabiobicalho.com.br

**FERNANDA MACHADO SOARES**
Nutricionista
(21) 3042-5718
fernandamachado
soares.com.br

## G
**GIRIDHARI DAS**
Mestre espiritual e instrutor na consciência Hare Krishna
giridhari.com.br

## H
**3HO BRASIL**
3hobrasil.com.br

**HERBERT BENSON**
Cardiologista e professor em Harvard
bensonhenryinstitute.org

## I
**INSTITUTO UNIÃO**
institutouniao.com.br

**INSTITUTO NACIONAL DE MEDITAÇÃO (INM)**
institutodemeditacao.com.br

## J
**JACOB JEHUDA FAINTUCH**
Cardiologista
(11) 3287-7174

**JOHN CAGE**
johncage.org

**JOSÉ CARLOS PAREJA**
Gastroenterologista e professor da Unicamp
(19) 3212-3330
obesidadesevera.com.br

**JULIANA CARVALHAES**
Professora e sócia-diretora do Instituto Nacional de Meditação (INM)
(11) 3073-0872
institutodemeditacao.com.br

## M
**MARCELO DEMARZO**
Coordenador do Centro Brasileiro de Mindfulness e Promoção da Saúde (Mente Aberta)
demarzo@mindfulnes
sbrasil.com

**MARCELO DE OLIVEIRA**
Psicólogo clínico
www.mindfulnessbrasil.com

**MÁRCIO BERNIK**
Psiquiatra e coordenador do Ambulatório de Ansiedade (Amban) do Instituto de Psiquiatria do Hospital das Clínicas
amban.org.br

**MARIANA DURO**
Nutricionista funcional
(11) 3832-1062
marianaduro.com.br

**MARTIN PORTNER**
Neurologista
martinportner.com.br

**MICHAEL BREUS**
Psicólogo
thesleepdoctor.com

**MINDFUL EATING BRASIL**
mindfuleatingbrasil.com.br

**MONJA COEN**
monjacoen.com.br

## N
**NATIONAL SLEEP FOUNDATION**
sleepfoundation.org

**NÚCLEO DE CUIDADOS INTEGRATIVOS DO HOSPITAL SÍRIO-LIBANÊS**
(11) 3394-5007
hospitalsiriolibanes.org.br

## O
**ORGANIZAÇÃO BHAKTI MARGA**
bhaktimarga.org.br

## P
**PAULA TEIXEIRA**
Médica e fundadora do Centro Brasileiro de Mindful Eating
mindfuleatingbrasil.com.br

**PLÍNIO CUTAIT**
Coordenador do Núcleo de Cuidados Integrativos do Hospital Sírio-Libanês
pliniocutait.com.br

## R
**RITA KAWAMATA**
Instrutora em *mindful eating*
rita@assertivamindfulness
.com.br

**ROBERTO CARDOSO**
Médico fundador do Núcleo de Medicina e Práticas Integrativas da Unifesp
robertocardoso.net

## S
**SANDRA REIS DUARTE**
Pneumologista
(82) 3311-6666

**SARA LAZAR**
Neurocientista da Universidade Harvard
scholar.harvard.edu/sara_
lazar/home

**SOCIEDADE PORTUGUESA DE MEDITAÇÃO E BEM--ESTAR (MINDFULNESS INSTITUTE)**
spm-be.pt

**SOCIEDADE BRASILEIRA DE ALIMENTAÇÃO E NUTRIÇÃO (SBAN)**
(11) 3297-0799
sban.org.br

**SOCIEDADE BRASILEIRA DE NEUROCIRURGIA (SBN)**
sbn.com.br

**SOCIEDADE VIPASSANA DE MEDITAÇÃO**
sociedadevipassana.org.br

## T
**TELMA FUSSING**
Treinadora de professores de Atma Kriya Yoga na Organização Bhakti Marga
bhaktimarga.org.br

**THE BRITISH PSYCHOLOGICAL SOCIETY**
beta.bps.org.uk

**TROVADORES URBANOS**
(11) 2595-0100
trovadoresurbanos.com.br

## U
**UNIÃO BUDISTA INTERNACIONAL KADAMPA**
kadampa.org/pt-br

**UNIFESP**
unifesp.br

**UNIVERSIDADE DA CALIFÓRNIA**
universityofcalifornia.edu

**UNIVERSIDADE DE CHICAGO**
uchicago.edu

**UNIVERSIDADE DE OXFORD**
ox.ac.uk

**UNIVERSIDADE HARVARD**
harvard.edu

**USP**
www5.usp.br

## V
**VERA LÚCIA MORAIS ANTONIO DE SALVO**
Nutricionista e coordenadora do Centro Brasileiro de Mindful Eating
mindfuleatingbrasil.com.br

**VÍTOR BERTOCCHINI**
Psicólogo
spm-be.pt

**VITOR FRIARY**
Psicólogo clínico
(21) 2523-9572
vitorfriary.com

# 5 CURIOSIDADES
## SOBRE MEDITAÇÃO

*O holandês Wim Hof, conhecido por The Iceman, coleciona 20 recordes no Guinness Book por suas façanhas em baixas temperaturas. A mais conhecida foi permanecer 1 hora e 52 minutos imerso no gelo. Ele atribui os feitos a uma técnica de meditação que lhe permitiria controlar a temperatura do corpo e aumentar suas defesas mesmo que se submeta a condições de frio extremo, como correr de shortinho pelo Ártico ou nadar só de sunga sob a crosta do Polo Norte.*

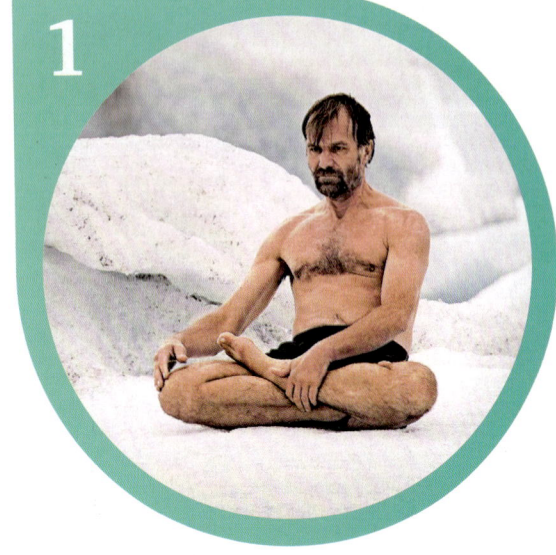

**1**

## 2
*Meditadores do passado também tinham dificuldade de ficar acordados durante a prática. Para evitar o cochilo, alguns inventavam medidas extremas, como amarrar os cabelos ao teto ou meditar na beira de um penhasco.*

## 3
*Alunos de escolas públicas em Novo Airão, no Amazonas, têm praticado meditação. Eles já tiveram aulas até de um lama tibetano e de um mestre indiano. O Instituto Dharma oferece o programa gratuitamente.*

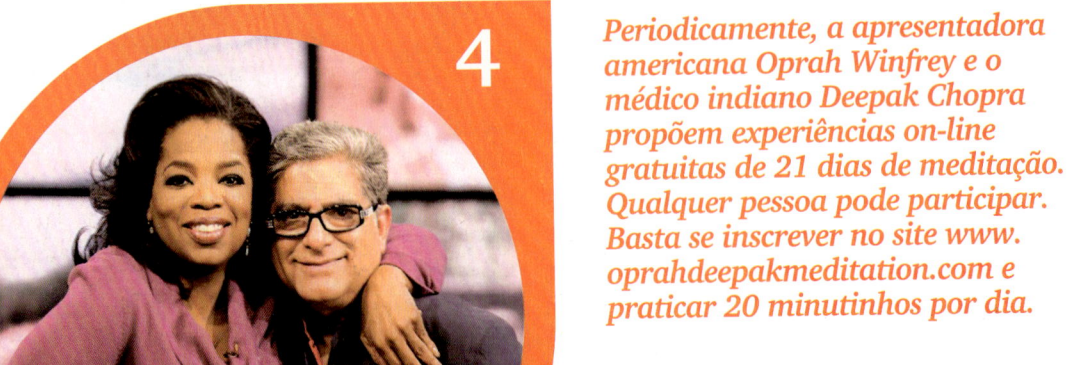

**4**

*Periodicamente, a apresentadora americana Oprah Winfrey e o médico indiano Deepak Chopra propõem experiências on-line gratuitas de 21 dias de meditação. Qualquer pessoa pode participar. Basta se inscrever no site www.oprahdeepakmeditation.com e praticar 20 minutinhos por dia.*

## 5
*Grandes empresas, como Google, Apple, Nike e HBO, promovem a meditação no trabalho, com aulas gratuitas e novas salas de prática meditativa a cada ano.*